Hans-Arved Willberg & Franziska V. Schwartz (Hrsg.)

REVT aus erster Hand

DGVT-Verlag

Hans-Arved Willberg & Franziska V. Schwartz (Hrsg.)

REVT aus erster Hand

Beiträge zum 30-jährigen Jubiläum des
Deutschen Instituts für Rational-Emotive und
Kognitive Verhaltenstherapie (DIREKT)

DGVT-Verlag
Tübingen
2024

Kontaktadresse:
Deutsches Institut für Rational-Emotive und Kognitive Verhaltenstherapie (DIREKT)
Franziska V. Schwartz
Veitshöchheimer Str. 16
97080 Würzburg
E-Mail: fschwartz@ret-revt.de

Bibliografische Information der Deutschen Nationalbibliothek
Die Deutsche Nationalbibliothek verzeichnet diese Publikation in der Deutschen Nationalbibliografie; detaillierte bibliografische Daten sind im Internet über http://dnb.d-nb.de abrufbar.

1. Auflage 2024

DGVT-Verlag
Henriettenweg 3
72072 Tübingen

E-Mail: mail@dgvt-verlag.de
Internet: www.dgvt-verlag.de

Umschlaggestaltung: Vogelsang Design, Jens Vogelsang, Aachen
Umschlagbild: von geralt über Pixabay
Layout: VMR, Monika Rohde, Leipzig
Printed in Germany

Auch als E-Book erhältlich: ISBN 978-3-87159-467-0

ISBN 978-3-87159-157-0

Inhalt

Vorwort

30 Jahre besteht das *Deutsche Institut für Rational-Emotive und Kognitive Verhaltenstherapie* (DIREKT) in Würzburg nun bereits in seiner heutigen Form als unabhängiges Fortbildungsinstitut. Unsere mehrstufige Ausbildung orientiert sich am *International Training Standard* des *Albert Ellis-Instituts* New York und geht mittlerweile in ihrem Umfang weit darüber hinaus. Neben der regulären REVT-Grund- und Vollausbildung bieten wir durch offene Workshops zu besonderen Themenbereichen die Möglichkeit, sich bei uns weiterzubilden. Psychologische Psychotherapeut*innen und Kinder- und Jugendlichenpsychotherapeut*innen erhalten für den Besuch unserer Veranstaltungen über die Psychotherapeutenkammer Bayern Fortbildungspunkte.

Nachdem ich selbst mittlerweile 17 Jahre mit der REVT lebe und arbeite, war es für mich keine Frage, dass ich alles in meiner Macht Stehende tun möchte, um das DIREKT als REVT-Ausbildungsstätte in Zukunft zu erhalten. Obwohl ich seit 2015 für das DIREKT als Trainerin und Supervisorin tätig bin und meinen Vater Dieter Schwartz seit dieser Zeit in der Organisation unterstützt habe, bin ich mir meiner Verantwortung, das Institut weiterzubetreiben, erst im Laufe des letzten Herbstes bewusst geworden. Seit 2023 arbeite ich mich intensiv in alle notwendigen Aufgaben ein. Umso mehr freut es mich – und Dieter sowieso –, dass sich auch mein Bruder Richard Schwartz entschieden hat, an der Zukunft des DIREKT mitzuwirken. Nachdem neben Dieter selbst auch einige der langjährigen Trainer*innen altersbedingt ihre Tätigkeit am Institut beendet haben, möchte ich im Zuge des Generationenwechsels eigene neue Impulse setzen. Voller Tatendrang übernehme ich ab September 2024 offiziell die Leitung, während Dieter in seinen wohlverdienten Ruhestand eintritt. An dieser Stelle möchte ich mich ganz besonders bei allen bedanken, die durch ihr Engagement, ihre Hilfsbereitschaft und ihr Interesse an der

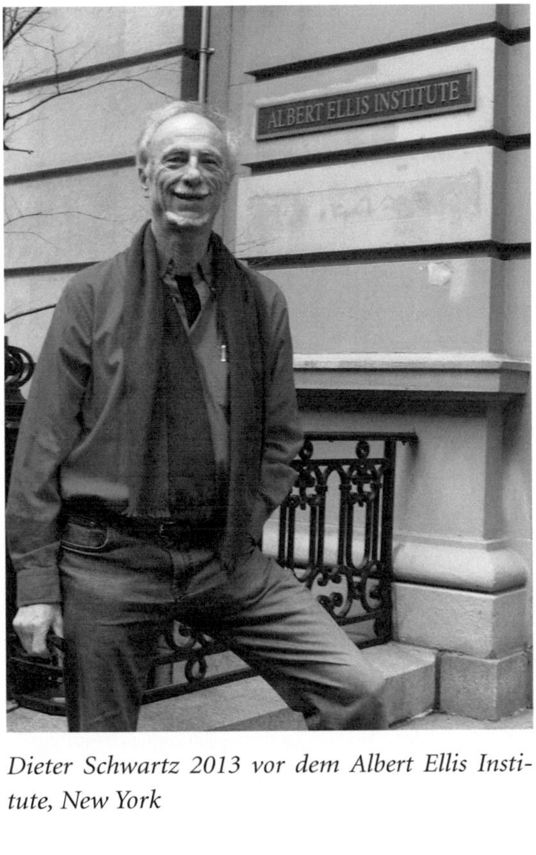

Dieter Schwartz 2013 vor dem Albert Ellis Institute, New York

REVT die Arbeit des DIREKT ermöglichen: Das sind natürlich unsere Trainerinnen und Trainer, aber ganz besonders auch unsere Ausbildungsteilnehmerinnen und -teilnehmer. Ganz herzlich möchte ich mich bei Dieter bedanken, der durch seine REVT-geprägte Lebensart bereits meine Kindheit positiv geprägt hat. Er ermöglichte mir den Einstieg in die REVT-Ausbildung, und durch viele zahlreiche fachliche Gespräche über Neuerungen und Fortentwicklungen in der REVT konnte ich meine Kenntnisse stetig vertiefen, weiterentwickeln und für meine eigene therapeutische Arbeit nutzen. Es ist mir eine besondere Freude, ihm als Begründer des DIREKT das vorliegende Buch zu widmen.

Würzburg, im Juli 2024 *Franziska V. Schwartz*

Zur Einführung

Hans-Arved Willberg

Franziska V. Schwartz vom REVT-Ausbildungsinstitut DIREKT beginnt den Reigen mit einer aktuellen Zusammenfassung von Theorie und Praxis der REVT. Das ist eine Information aus erster Hand: Erster Einblick in Struktur und Sinn der ABC-Methode als Kernelement der REVT für die einen sowie Update für Leser*innen, die damit schon vertraut sind. Das lernt man also in der Würzburger Ausbildung in REVT respektive: So sieht in Grundzügen heute aus, was man dort früher schon gelernt. Ich gehöre auch zu diesem Club, habe die besten Erinnerungen an die Zeit und bin seither ein bekennender REVTler, um das mal salopp so auszudrücken.

Nach Franziskas Überblick wissen alle gut genug, wovon wir Autor*innen in den weiteren Kapiteln sprechen. Nahtlos schließt sich *Christof T. Eschenröders* ebenfalls angenehm auf das Wesentliche fokussierte Darstellung der Kognitiven Therapie nach Aaron T. Beck an. Becks Variante hat den Namen „Kognitive Therapie" bekommen, obwohl die REVT nach Ellis genauso eine kognitive Therapie ist, nur mit etwas anderen Schwerpunkten. Albert Ellis und Aaron T. Beck sind die Begründer der Kognitiven Therapie, wenn auch etwas zeitversetzt: Beck folgte Ellis. Die kognitionspsychologische Vorarbeit in der Auseinandersetzung mit der Psychoanalyse, die Ellis geleistet hat, wurde gern von Beck rezipiert, zumal Beck mit seiner Theorie genau wie Ellis bei der Neopsychoanalyse anknüpfte (Alford & Beck, 1997).

Eschenröder zeigt die hohe Übereinstimmung beider Verfahren auf, und damit auch ihre Kompatibilität. Vielleicht ist dies ein Grund dafür, warum in der Literatur oft unklar bleibt, worauf sich das Kognitive in der Kognitiven Verhaltenstherapie eigentlich bezieht – und wenn vermutlich dabei mehr an die KT als an die REVT gedacht wird, könnte das hauptsächlich einfach an den etwas verwirrenden Bezeichnungen liegen: „Kognitive Therapie" liegt eben terminologisch näher bei der Kognitiven Verhaltenstherapie als Rational-Emotive Verhaltenstherapie, wenn auch weder inhaltlich noch geschichtlich noch wissenschaftlich. Ich bin besonders dankbar für diesen Beitrag, weil in der Praxis und leider auch zum Teil in der Theorie der Kognitiven Verhaltenstherapie (KVT) selten klar zu erkennen ist, woher die kognitiven Modelle und Prinzipien darin kommen und in welchen Zusammenhängen sie zu verstehen sind.

Auch wenn das in den weiteren Beiträgen nicht mehr expliziert ist, bleibt doch festzuhalten, was Ellis zu seinem Produkt anmerkte: Die REVT ist „(undogmatically) opposed to all dogmatism" (Ellis, 1992, S. 38), und indem wir uns mit diesem Statement einverstanden erklären, ist somit auch gleich eine wichtige Weiche zum Verständnis dieses Buchs gestellt: Wir nehmen die 30 Jahre seit Ernennung der Würzburger REVT-Ausbildung von Dieter

Schwartz zur deutschen Filiale des New Yorker Albert Ellis Instituts nicht zum Anlass, uns als Hardliner einer KVT-Oldschool darzustellen, die sich einbildet, schon immer besser gewusst zu haben, wie man es macht, weil sie mit dem Wasser aus dem Brunnen des heiligen St. Albert gewaschen ist. Darum ist Eschenröders Beitrag zugleich eine Einladung, gern viel Hilfreiches aus der Kognitiven Therapie nach Aaron T. Beck aufzunehmen, was vice versa übrigens auch dessen Intention entspräche (Alford et al., 1997).

Es kursiert der Mythos, man habe nicht nur überhaupt in dieser Gesellschaft, sondern besonders auch in der Psychoszene heutzutage so furchtbar wenig Zeit, dass man einfach nicht dazu kommt, sich Geschriebenes zur Fortbildung anzueignen, das weiter geht als die ultimativ prägnant geprägten dreieinhalb Kernsätze zu allen Themen, die man ganz direkt in der Praxis umsetzen kann. Falls Sie sich auch zu den Betroffenen zählen, sollten Sie sich ausnahmsweise trotzdem vielleicht der Reihenfolge entsprechend den bemerkenswerten Beitrag von *Nils Spitzer* über REVT bei übertriebener Verantwortlichkeit zu Gemüte führen: MÜSSEN Sie sich wirklich all das aufladen (lassen), was Ihren Kalender zum Platzen bringt? Ja, und tun Sie es sich an, dass der Beitrag auch theoretisch innovativ ist, also nicht etwas „nur für die Praxis". Es ist in den letzten Jahren zu einem Alleinstellungsmerkmal Spitzers geworden, die REVT mit viel Sorgfalt und Sachverstand auf Probleme anzuwenden, deren psychopathologisches Gewicht erst allmählich ins Bewusstsein rückt. Für die Qualität dieses Beitrags spricht nicht zuletzt, dass Spitzer auch praktisch philosophische Überlegungen zum Thema „Verantwortungsübernahme" einbezieht.

Aber nein, wir vertreten hier auch keinen apologetischen Theorie-Dogmatismus, es geht nur um die rechte Mischung. Darum sind die in der Hauptsache praxisbezogenen Beiträge der danach folgenden Autorinnen *Ursula Richter, Johanna Schmid* und *Petra Grüne* gleichrangige Köstlichkeiten im Menü, zumal die drei sehr erfahrene REVTlerinnen in ganz unterschiedlichen Tätigkeitsbereichen sind: Ursula in der Sozialpädagogik, Johanna in der Kinder- und Jugendpsychotherapie und Petra im Coaching für Personalentwicklung. Ursula stellt einen anonymisierten Fall vor, dessen herzbewegende weitere Geschichte sie mir persönlich noch mitgeteilt hat. So viel darf ich verraten: Es geht um einen jungen Menschen, der iatrogen auf eine Diagnose festgelegt wurde, die ihm den Weg zur autonomen Persönlichkeitsentwicklung versperrte. Mithilfe der Rational-Emotiven Imaginationsmethodik konnte seine Mutter das dogmatische Vorurteil erkennen und mutig dagegen angehen, sodass der Bann gebrochen wurde. Das erinnert mich an den einen und anderen Fall in der eigenen Praxis, als es ungemein hilfreich war, sich nicht allzu sehr von den mitgebrachten Krankenakten beeindrucken zu lassen, sondern so, wie wir das in der REVT eben tun, undogmatisch erst einmal nach dem subjektiv erlebten Problem zu fragen und die Antworten des Gegenübers dazu so unvoreingenommen wie nur irgendmöglich ganz ernst zu nehmen. Diese relative Unabhängigkeit der ABC-Methode in der REVT – möchte ich behaupten – ist ein Hauptgrund dafür, dass sie in den verschiedenen Feldern der Beratung und Therapie so besonders wertvoll ist.

In der schlichten Anwendbarkeit unabhängig von komplexen Theorien liegt auch ein Grund ihrer vortrefflichen Eignung für die Arbeit mit Kindern und Jugendlichen. Nicht zuletzt angesichts des starken Ansteigens psychosozialer Probleme in diesem Altersbereich bin ich auch besonders dankbar für den Schwerpunkt, den sie damit setzt. Es ist zu hoffen und zu erwarten, dass dies unter dem Einfluss der Kinder- und Jugendpsychotherapeutin Franziska V. Schwartz auch in Zukunft ein ganz wichtiges Thema der Ausbildung am DIREKT ist und auch in der Theoriebildung der REVT gebührenden Raum findet.

Petra Grünes Beitrag aus dem Coaching ist eine schöne Einführung in die ausgezeichnete Brauchbarkeit der REVT in der Arbeitswelt und passt somit auch sehr gut zu diesem wichtigen Segment in der DIREKT-Ausbildung, in dem sie schon „ewig" als Dozentin wirkt. Das durfte in diesem Band nicht fehlen!

Ich erlaube mir an der Stelle, die Reihenfolge zu durchbrechen und den Epilog von *Franziska V. Schwartz* vorwegzunehmen. Ihr Vater Dieter hat wesentlich dazu beigetragen, dass die REVT in Deutschland bekannt wurde und seither gelehrt wird. Wenn man jemand als REVT-Urgestein in Deutschland bezeichnen will, dann jedenfalls ihn. Darum ist es sehr passend und erfreulich, dass Franziskas Nachwort von ihm handelt. Sie machen auch nichts verkehrt, wenn Sie undogmatisch das Buch von hinten her beginnen.

Der Lexikondefinition nach hat das Wort „Urgestein" zwei Bedeutungen: Geologisch handelt es sich um Gesteine aus Urzeiten, die „unter hohem Druck und hoher Temperatur entstanden" sind. Im übertragenen Sinn meint man bedeutende Vertreter*innen eines Fachbereichs oder auch Personen, die schon sehr lang dazugehören. All das trifft für Dieter Schwartz zu. Sein Engagement für die Etablierung der REVT in Deutschland knüpft bei deren „Urzeit" an, als ihr Begründer Albert Ellis zu einem der gefragtesten Psychotherapieentwickler Nordamerikas geworden war. Dieter Schwartz hat wesentlichen Anteil daran gehabt, dass die REVT sich seit den 80er-Jahren des letzten Jahrhunderts auch in Deutschland durchsetzte, und er ist seither durch sein Ausbildungsinstitut, seine Veröffentlichungen und seine Veranstaltungen die womöglich stärkste treibende Kraft im Prozess der Verbreitung dieses Therapieverfahren geworden, aus dem explizit und implizit ein Hauptelement der Kognitiven Verhaltenstherapie wurde. Als Ausbilder und Therapeut hat er zudem aber auch am eigenen Leib die harte und doch wichtige Erfahrung machen müssen, wie schwer es werden kann, sehr leidvolle Erlebnisse den Prinzipien der REVT gemäß zu meistern, zugleich aber, wie sehr es sich lohnt. Das härteste geologische Urgestein sind bekanntlich Diamanten. Dieter hat sich von der Hitze und dem Druck extrem belastender Ereignisse nicht zerbrechen lassen, weil er sich immer wieder neu darauf besann, konsequent rational mit seinen Emotionen umzugehen. Nicht nur seiner Verdienste wegen, sondern vor allem auch aufgrund seiner inneren Stärke, die wir heute so gern als Resilienz bezeichnen, ist er für uns, die wir ihn gut und sehr gut kennen, wirklich ein besonderes Juwel.

Mir als Philosoph und Platon-Verehrer gefällt es, dass Dieter in der Reflexion seiner Lebensarbeit in Franziskas Beitrag auf Sokrates zu sprechen kommt. Von diesem haben wir nicht nur den Sokratischen Dialog als Gesprächstechnik der KVT, sondern die sokratische Gesprächsführung als Haltung. Das macht den humanistischen Geist der REVT aus und insofern ist REVT tatsächlich, wie Dieter mutmaßt, „eigentlich das Gleiche". Sokrates „war ein vernunftgeprägter Mensch", der den Leuten gesagt hat, „wie man es am besten macht im

Leben". In der Tat hat er sich, inhaltlich eng verbunden und vertraut mit der hippokratischen Medizin, als Seelenarzt verstanden, und das hat Platon aufgenommen und in seinen Sokrates-Dialogen zum Ausdruck gebracht (Willberg, 2021). Das Leitmotiv der platonischen Philosophie ist ethisch bestimmt: Es geht ihm und seinem Lehrer um nicht mehr und nicht weniger als das gelingende, gesunde Leben von Individuum und Gesellschaft, und weil das nur geht, wenn die Vernunft regiert, haben sie und so viele Philosophinnen und Philosophen nach ihnen sich so intensiv mit der Frage beschäftigt, was es eigentlich ist und bedeutet, vernünftig zu sein.

Es gehört zu den spezifischen Eigenschaften von Albert Ellis, die philosophischen Grundlagen der Psychotherapie und Beratung ernst zu nehmen und darüber nachzudenken, wie man das definieren kann. Das ist ein wesentlicher Aspekt der Entwicklung einer holistischen Theoriebildung der REVT, die nicht am Behaviorismus oder anderen ideologisch eingeengten weltanschaulichen Anschauungen hängen bleibt. Ellis hat dies die ganze Zeit seines Wirkens über im Blick gehabt und damit beherzigt, was die Philosophin Elizabeth Anscombe für die Psychologie forderte, die damals nolens volens auf dem sehr guten Nährboden humanistischer Philosophie ihre Theorien zu pflanzen begonnen hatte. "In present-day philosophy an explanation is required how an unjust man is a bad man, or an unjust action a bad one", schrieb Anscombe damals,"to give such an explanation belongs to ethics; but it cannot even be begun until we are equipped with a sound philosophy of psychology." (Anscombe, 1958, S. 4)

Der Beitrag des Philosophen *Richard Schwartz,* Franziskas Bruder und engagierter Mitarbeiter am DIREKT, liest sich, als hätte er den Einwurf Anscombes so aufgenommen wie ein Spieler den eingeworfenen Fußball, indem er für Ellis und die REVT genau dieser praktisch philosophischen Frage nachgeht und dabei einen Gesichtspunkt ins Zentrum rückt, der auch Ellis besonders beschäftigte: Das Problem der pauschalen Zuschreibung des Werts einer Person als Rückschluss auf ihr Verhalten: Ich *tue* Gutes und darum *bin* ich gut. Auch wenn Sie es wenig gewohnt sind, philosophische Gedankengänge nachzuvollziehen, möchte ich Ihnen diesen klugen Essay sehr empfehlen. Darin wird deutlich, warum wir auf sorgfältig erarbeitete praktische philosophische Grundlagen der Psychotherapie tatsächlich nicht verzichten können.

Lassen Sie mich dafür mit Referenz auf meinen eigenen Beitrag zur "Effective new philosophy" so argumentieren: Wenn es auch in jedem angewandten ABC um die individuellen Bedürfnisziele der Person geht, so bedeutet deren Definition keineswegs etwas individuell Beliebiges. In jedem ABC geht es definitiv um die Wahrheit, und Wahrheit ist praktisch philosophisch – mit Sokrates, Platon und ganz besonders auch den in der KVT (und auch bei Ellis) zu Recht so gern gemochten Stoikern – immer das, was gut tut, weil es gut ist, und das, was gut ist, weil es gut tut. Zu dem, was gut tut, sagen wir treffend: Es ist gesund. Das Gesunde lässt sich nicht vom Wahren lösen und das Wahre nicht vom Gesunden. Was wir aber unter Wahrheit zu verstehen haben und wie der Zusammenhang von Wahrheit und Gesundheit, Wahrheit und Ethik wirklich zu verstehen ist – für diese Fragen gibt es die Philosophie.

Jetzt bleibt nur noch ein Beitrag einzuführen, der von *Daniel Kilian*, promovierter Pädagoge und Dozent an der technischen Hochschule Würzburg-Schweinfurt. Ich gestehe, dass er für mich das Highlight dieses Buchs ist, weil er auf empirisch wissenschaftlicher Weise behutsam und überzeugend einem basalen Zusammenhang für die Theoriebildung der REVT nachgeht, den ich als Nicht-Empiriker schon lange zu erkennen glaube und phänomenologisch dargestellt habe (Willberg, 2019), aber noch nirgends stringent (wenn überhaupt) in der empirisch psychologischen Literatur beschrieben gefunden habe. Es geht um die Frage, wie sich das verhaltenspsychologische SORKC-Schema, maßgeblich für Theorie und Praxis der Verhaltenstherapie, mit dem ABC der REVT abgleichen lässt. Diesen Abgleich mit wissenschaftlicher Kompetenz durchzuführen war überfällig. Jetzt weiß ich, auf welche Quelle ich mich beziehen kann, wenn ich weiter davon rede, dass es sich beim ABC um nichts anderes als eine vereinfachte und auf den kognitiven Aspekt fokussierte (aber nicht darauf verengte!) Variante des SORKC handelt.

„Gerade das streng evidenzbasierte lernpsychologisch determinierte SORKC-Modell kennt in seiner internen Logik keine Parameter, die philosophische Bezüge enthalten“, schreibt Kilian treffend und markiert damit die Grenze der empirischen Wissenschaft, die ihr eigenes Terrain verlässt, wenn sie sich zu sehr mit der Frage beschäftigt, wie die untersuchten Teile sich zum umgreifenden Ganzen verhalten, deren Teile sie sind. Das heißt nämlich, dass sie zu philosophieren beginnt. „Es wurde allerdings aufgezeigt, dass aufgrund der simultanen internen Strukturen beider Modelle eine Betrachtung eines SORKC-Schemas durch die Brille der REVT problemlos möglich ist“, fasst Kilian sein Resultat zusammen und meint mit der REVT-Brille die philosophische Brille.

Ellis war nicht so sehr empirischer Forscher, wie man meinen mag. Seine Rational-Emotive Therapie mit dem idealen Ziel der „Effective new philosophy“ – natürlich nicht nur von Individuen, sondern möglichst auch der ganzen Gesellschaft – kam aus derselben Motivationskraft, die auch schon die sogenannten Neopsychoanalytiker beseelt hat, die der Humanistischen Psychologie und Psychotherapie den Weg bereiteten, allen voran der große Humanist, Gesellschaftsreformer, Psychologe, Psychotherapeut und Philosoph Erich Fromm (Fromm, 1992).

Das Problem der Vereinseitigung empirischer Forschung ist, dass man den Wald vor lauter Bäumen nicht sieht. Das Problem der sogenannten Geisteswissenschaften mitsamt der Philosophie ist, dass man über den Wald spekuliert und dabei über die Wirklichkeit der Bäume hinweggeht. Beide gehören zusammen, und im Blick auf die REVT möchte ich behaupten: Daran, wie beides zusammenspielt, wird sich ihre Zukunft entscheiden und damit auch die Zukunft des DIREKT. Wird man sich dort aus Überzeugung den Humanismus der Humanistischen Psychologie und Psychotherapie, wozu Ellis mit Nachdruck die REVT rechnete (Ellis, 1974), weiter auf die Fahne schreiben? Dann bleibt es REVT aus erster Hand – wenn nicht, wird etwas anderes daraus.

Der Humanismus der platonischen und stoischen Tradition, auf dessen Linie die REVT liegt, hat nur dieses eine Thema: Er will wissen und verwirklichen, was Menschlichkeit ist, indem er wissen und verwirklichen will, was der *Natur* des Menschen gemäß ist, und das nennt er gesund. Die Erkenntnisse, was das ist, wandeln sich, aber sie revolutionieren sich nicht und schon gar nicht kehren sie sich um. Was man früher über Menschlichkeit wusste und sagte, verstehen wir heute sehr wohl, und wir können gut differenzieren, was zeitbedingt war und was nicht. Warum? Weil es einen bleibenden Maßstab dafür gibt: die Vernunft.

Literatur

Alford, B. A. & Beck, A. T. (1997). *The integrative power of cognitive therapy*. New York/London: Guilford.

Anscombe, E. (1958). Modern Moral Philosophy. *Philosophy 33/124,* 1–19.

Ellis, A. (1974). *Humanistic Psychotherapy* (Edited by E. Sagarin). New York/St. Louis/San Francisco/Düsseldorf et al.: McGraw-Hill.

Ellis, A. (1992). My current views on rational-emotive therapy and religiousness. *Journal of Rational-Emotive and Cognitive-Behavior Therapy 10*, 37–40.

Fromm, E. (1992). *Humanismus als reale Utopie: Der Glaube an den Menschen* (Schriften aus dem Nachlaß, Bd. 8. Hrsg. R. Funk). Weinheim/Basel: Beltz.

Willberg, H. A. (2019). *Achtsamkeitsbasierte Kognitive Seelsorge und Therapie: Das integrative Praxishandbuch zu Achtsamkeit, Rational-Emotiver Verhaltenstherapie und Spiritualität*. Berlin/Heidelberg: Springer.

Willberg, H. A. (2021). *Philosophie der Lebensbejahung: Die platonischen Kardinaltugenden als Grundstruktur seelisch gesunder und spiritueller Selbstverwirklichung*. Berlin: Peter Lang.

Theorie und Praxis der REVT

Das ABC-Modell: Was bedeutet es und wie gehe ich vor? Ein Überblick

Franziska V. Schwartz

Die Rational-Emotive Verhaltenstherapie (REVT) mit dem auf Albert Ellis zurückgehenden ABC-Modell dürfte den meisten Leser*innen des vorliegenden Buches im Prinzip bekannt sein. Schließlich wird die REVT als einer der primären und begründenden Ansätze der Kognitiven Verhaltenstherapie (KVT) bis heute in den Studiengängen der Psychologie, der Psychotherapie und der Sozialen Arbeit sowie an den Heilpraktikerschulen für Psychotherapie vorgestellt. Als Supervisorin erlebe ich im Kontakt mit den Psychotherapeut*innen in Ausbildung (PiA) bis heute jedoch immer wieder, wie ungenau das ABC-Modell leider oft vermittelt wird. Die Tatsache, dass A für Situation, B für Bewertungen und C für Gefühle steht, ist den meisten wohl bekannt – was meistens fehlt, sind weiterführende Informationen oder gar Wissen über die Anwendung der REVT in der therapeutischen Praxis. Das führt nicht selten dazu, dass ich gefragt werde: „Wie machst du das eigentlich mit dem ABC? Bei mir funktioniert das irgendwie nicht." Und auch in der Ausbildung an unserem Deutschen Institut für Rational-Emotive und Kognitive Verhaltenstherapie (DIREKT) wird vielen Ausbildungsteilnehmer*innen oft erst allmählich klar, dass hinter dem „banal klingenden ABC" eigentlich sehr viel mehr Theorie steckt. Für die Anwendung der REVT ist aus meiner Sicht sowohl ein umfassendes Verständnis der Theorie als auch praktische Übung an eigenen emotionalen Problemen und in der Anwendung mit Klient*innen unerlässlich. Daher möchte ich einen kurzen Überblick zu dem gegenwärtigen Stand der ABC-Theorie geben, nicht zuletzt, weil sich die REVT seit deren Gründung durch Albert Ellis im Jahre 1955 bis heute stetig fortentwickelt hat. Ich hoffe, ich kann mit diesem Beitrag einen guten Überblick zur REVT geben, und werde wichtige Punkte im Rahmen der praktischen Behandlungsabfolge grob skizzieren.

Am Anfang einer jeden Therapie und Beratung stehen die Ziele. So auch in der REVT. Neben den kurzfristigen Zielen, die darin liegen, den Klient*innen zu helfen, ihre aktuellen emotionalen Probleme, belastenden Körpersymptome und ihr dysfunktionales Verhalten zu verändern, schaut die REVT ebenso auf langfristige Ziele. Diese bestehen darin, dass die Klient*innen lernen, Situationen aus ihrem Leben auf das ABC-Modell zu übertragen, die eigenen Reaktionen auf Funktionalität zu überprüfen, die individuellen rigiden und unflexiblen Basisannahmen *(irrational beliefs)* zu erkennen, sie anschließend durch Selbstdisputation zu verändern und damit die Fähigkeit der Selbsthilfe zu erlangen. Während des

REVT-Therapieprozesses bildet sich bei den Klient*innen also eine neue funktionale Lebensphilosophie, mit deren Hilfe es entsprechend immer häufiger gelingt, sich seltener emotionale Probleme zu bereiten, schneller wieder aus den ungesunden und belastenden Emotionen herauszukommen und sich funktional angemessen zu verhalten.

1. Das A: Aktivierendes Ereignis, Activating Event und kritisches A (Widrigkeit, Adversity)

Zu Beginn wird nach dem Problem gefragt, bestehend aus dem situativen A (Beschreibung des Ereignisses so objektiv wie möglich) und dem kritischen A (Schlussfolgerung/Inferenz, Prognose, Interpretation). Letzteres beinhaltet die für die REVT relevante Kernaussage, was an dem situativen A zu schaffen macht, also was genau das Problem bzw. die Widrigkeit daran ist, wenn etwa mein Mann und ich unterschiedlicher Meinung sind (= situatives A). In diesem Fall könnte das kritische A lauten: „Er kritisiert mich und macht mich schlecht", oder aber: „Er mag mich nicht mehr." Hier ist darauf zu achten, genau das kritische A zu erfragen, das für die Klient*innen relevant ist – für die Therapeut*innen selbst wäre möglicherweise in derselben Situation etwas anderes das kritische A. Um wirklich bis zum kritischen A zu gelangen, kann die Frage nach dem „schlimmsten Fall" *(worst case)* hilfreich sein. Ist das kritische A herausgearbeitet, wird es in der REVT zunächst als wahr und gegeben angenommen und in diesem Stadium erst einmal nicht validiert.

Generell ist noch zu erwähnen, dass das A internal oder external, real oder vorgestellt sein kann und dass es sich um ein Ereignis aus der Vergangenheit, der Gegenwart oder der Zukunft handeln kann.

2. Das C: Konsequenzen, Consequences

Nach der Herausarbeitung von A widmen wir uns in der REVT zunächst dem Punkt C. Es geht darum, herauszufinden, wie sich die Klient*innen fühlen, wo dieses Gefühl gegebenenfalls körperlich spürbar ist, wie sie sich (tendenziell oder tatsächlich) verhalten und was gedacht wird (Denkkonsequenzen, z. B. Schwarz-Weiß-Denken, Verallgemeinerungen). Dabei wird stets auf das Ziel der REVT Bezug genommen, nämlich der Befähigung der Klient*innen, durch Anwendung des ABC-Modells von ihrem ursprünglichen ungesunden (negativen) Gefühl mit den entsprechenden Körpersymptomen, dysfunktionalen Verhaltensweisen/-tendenzen und realitätsverzerrtem Denken zum Erleben eines gesunden (negativen) Gefühls mit den entsprechenden Körpersymptomen, funktionalem/zielführendem Verhalten und realistischem Denken zu gelangen. Wir unterscheiden in der REVT also zwei qualitativ verschiedene „Arten" von Gefühlen: die *gesunden Gefühle* und die *ungesunden Gefühle* – beide Arten können jeweils positiv oder negativ sein. Wir sprechen hier vom binären Emotionsmodell der REVT (Schwartz, 2016). Ob ein Gefühl für die betreffende

Person als ungesund oder gesund einzustufen ist, kann anhand seiner Funktionalität beurteilt werden. Das heißt: Hilft den Klient*innen das jeweilige Gefühl und die daraus resultierenden Verhaltens- und Denkweisen dabei, ihre Ziele zu erreichen, oder hindert es sie daran? Übergeordnet sind hier die menschlichen Hauptlebensziele zu sehen, aus denen sich wiederum für das tägliche Leben viele Teil- und Durchgangsziele ergeben und für deren Erreichung die in Therapie oder Beratung mitgebrachten „expliziten Therapieziele“ als „eine Untermenge der Gesamtheit der Ziele einer Person“ stehen (Kosfelder, Michalak, Vocks & Willutzki, 2007, S. 298).

Die Herstellung des Zusammenhangs zwischen *irrational Belief* (iB) und problematischem C sowie entsprechend zwischen *rational Belief* (rB), angemessenem C und den (Therapie-)Zielen erfolgt in der Behandlungsabfolge der REVT (Dryden, DiGiuseppe & Neenan, 2010) in der Regel noch vor der Herausarbeitung und Disputation der iBs und verstärkt so bei den Klient*innen bereits an diesem Punkt die Veränderungsmotivation.

Tabelle 1: *Problematisches und angemessenes C*

C – problematisch	C – angemessen (Ziel)
Ungesunde (negative) Gefühle	Gesunde (negative) Gefühle
Körpersymptome	Körpersymptome
Dysfunktionales Verhalten/Verhaltenstendenzen	Funktionales Verhalten
Realitätsverzerrtes Denken (distorted cold cognitions)	Realistisches/Wahrheitsgemäßes Denken

Vor der Herausarbeitung der rigiden und extremen Basisannahmen *(irrational beliefs)* ist an diesem Punkt zu klären, ob bei den Klient*innen ein sekundäres ABC vorliegt. Ein solches kann entstehen, wenn sie sich über das bereits herausgearbeitete C – also z. B. über die erlebte Angst vor der Prüfung – erneut beunruhigen und sich darüber etwa zusätzlich depressiv oder ärgerlich machen. Das C des eigentlichen, primären ABCs wird demnach zu einer neuen Widrigkeit, also einem neuen kritischen A mit den entsprechenden rigiden Basisannahmen und einem weiteren belastenden Gefühl. Kurz gesagt, die Klient*innen haben also ein Problem mit dem Problem. Wir sprechen vom *Symptomstress* oder einem *Metaproblem*. Liegt ein sekundäres ABC vor und wird dies von Therapeut*in und Klient*in als relevant eingestuft, ist es sehr ratsam, zunächst diesem sekundären ABC Aufmerksamkeit zu schenken und es zu bearbeiten. Ansonsten ist es sehr wahrscheinlich, dass der Symptomstress die Bearbeitung des primären ABC behindert. In der Praxis zeigt sich das unter anderem darin, dass die Klient*innen bei der Erarbeitung des Punktes B Schwierigkeiten haben – hier werden dann sowohl rigide Basisannahmen für das primäre als auch für das sekundäre ABC genannt.

Ist das Metaproblem bearbeitet oder gibt es kein (relevantes) sekundäres ABC, kann das primäre ABC weiterbearbeitet werden.

3. Das B und das D: Basisannahmen (Bewertungen, Beliefs, Attitudes) und Disputation (D)

Die Exploration der *Basisannahmen/Attitudes* (Dryden, 2024) bei Punkt B, also der grundlegenden Gedanken in Bezug zur Situation A, sollte insbesondere mit noch ungeübten Klient*innen durch die Erläuterung und Verdeutlichung der B-C-Verbindung eingeleitet werden. Anschließend geht es darum, die relevanten Basisannahmen herauszuarbeiten und auch hier nochmal deren Zusammenhang zu dem problematischen C zu betonen. Die Klient*innen sollten im nächsten Schritt von den rigiden und extremen Basisannahmen *(rigid and extreme attitudes/irrational beliefs)* hin zu flexiblen und nicht extremen Basisannahmen *(flexible and non-extreme attitudes/rational beliefs)* gebracht werden (Tabelle 2). Dies wird in der Therapie durch die *Disputation* (D) der herausgearbeiteten irrationalen Bewertungen erreicht.

Nicht selten kommt es vor, dass z. B. im Rahmen einer *Rationalen-Selbst-Analyse (RSA)*, einer wesentlichen Therapiehausaufgabe in der REVT, bei der kognitiven Disputation von ungeübten REVT-Therapeut*innen (und von ungeübten Klient*innen sowieso) der bloße Wunsch als Gegenstück zur Forderung bereits als Endergebnis akzeptiert wird. Bei dem bloßen Wunsch als solchem handelt es sich um eine sogenannte warme Kognition *(warm cognition)*. Das Problem an der warmen Kognition ist, dass diese für sich allein genommen noch keinen Hinweis darauf gibt, ob die Klient*innen aus ihr eine flexible Basisannahme *(rational belief)* oder eine rigide Basisannahme *(irrational belief, hot cognition)* machen. Die warme Kognition hat also das Potenzial, erneut in eine heiße, hoch problematische Kognition zu eskalieren. Will man bei dem Terminus der „Temperaturen von Kognitionen" bleiben, ist es deshalb sinnvoll zu unterscheiden in:

- *Kalte Kognitionen* (nicht evaluatives Denken: therapeutisch relevant sind die *distorted cold cognitions* = unreflektiertes, realitätsverzerrtes Denken),
- *Warme Kognitionen* (Zwischenstufe: noch nicht heiß, aber auch noch nicht wohltemperiert),
- *Heiße Kognitionen* (rigide Basisannahmen = *irrational beliefs)* und
- *Wohltemperierte Kognitionen* (flexible Basisannahmen = *rational beliefs).*

Für die rationale, wohltemperierte Bewertung kennzeichnend und aus therapeutischer Sicht entsprechend unerlässlich ist neben dem Wunsch also auch die Negierung der absolutistischen Forderung. Jede vorhandene rigide und extreme Basisannahme ist für sich genommen zu disputieren und die jeweils entsprechende flexible Basisannahme zu erarbeiten. Im Anschluss an die Disputation der irrationalen Bewertungen wird in der REVT zudem jede der rationalen Bewertungen ebenfalls disputiert. Dieser Schritt ist wichtig und sollte möglichst nicht übergangen werden, da auf diese Art die kognitive Einsicht, dass es Sinn macht, die eigene Basisannahme zu verändern, noch einmal verstärkt wird.

Tabelle 2: *Irrationale Basisannahmen und rationale Alternativen*

Irrationale Basisannahmen rigid und extrem *(irrational belief/hot cognition)*	**Rationale Basisannahmen wohltemperiert, flexibel, nicht extrem** *(rational belief, well-tempered)*
Absolutistische Forderung – Muss-Denken – Muss-Turbation: Wünsche und Vorlieben werden zu absoluten Bedürfnissen und Forderungen an sich selbst, an andere, die Welt oder das Leben.	Wunsch mit Negierung, d. h. flexibles, präferentielles Denken, welches beinhaltet, dass der Wunsch – nur weil ich es mir wünsche und es darum für mich schön(er) wäre – nicht zwingend in Erfüllung gehen muss.
Davon abgeleitet – also auf der Forderung gründend:	
Verschrecklichen – Katastrophisieren: Die Bedeutung von negativen Ereignissen wird sehr verzerrt wahrgenommen („schlimmer als schlimm").	Anerkennung als schlimm/schlecht/ nachteilig/ bedauerlich mit Verneinung, also dass es zwar schlimm/... ist, aber nicht furchtbar und das Schlimmste.
Ich-kann-es-nicht-aushalten-Krankheit – Unerträglichkeitseinstellung – Frustrationsintoleranz: Es werden keinerlei Bewältigungsmöglichkeiten von den Betroffenen gesehen.	Ich kann es aushalten – Erträglichkeitseinstellung (z. B.: Ich mag es nicht, aber ich kann es trotzdem ertragen).
Pauschales Bewerten/Abwerten von sich selbst, anderen, der Welt oder des Lebens.	Unbedingte Selbstakzeptanz, Akzeptanz anderer, des Lebens und der Welt – mit Verneinung (z. B.: Ich kann mich als fehlbaren Menschen akzeptieren, darum gilt: Wenn ich Fehler mache, bedeutet das nicht, dass ich ein*e Versager*in bin).

Um bei den Klient*innen nachhaltig Einstellungsveränderungen zu erreichen, ist es wichtig, dass alle drei Disputationsstrategien zum Tragen kommen.

Tabelle 3: *Die drei Disputationsstrategien*

Disputation auf der kognitiven Ebene
Die Veränderung der rigiden und unflexiblen Basisannahmen durch didaktische Unterweisung, z. B. durch Gleichnisse oder paradoxe Interventionen, sokratische Dialoge, stellvertretendes Lernen und andere verbale Ausdrucksarten.
Disputation auf der emotiven Ebene
Das systematische Sich-Vorstellen des problematischen Ereignisses im Rahmen einer Vorstellungsübung. Meist kommt diese Strategie zeitlich nach der kognitiven Disputation zum Tragen.
Disputation auf der Verhaltensebene
Die Infragestellung der irrationalen Bewertungen, indem ich mich bewusst konträr zu diesen Basisannahmen verhalte. Hierdurch können Erfahrungen gesammelt werden, die gegen die derzeitigen rigiden Basisannahmen sprechen und dabei helfen, die Vorteile der flexiblen rationalen Bewertungen zu erkennen.

Am Ende der Erarbeitung eines jeden vollständigen ABCs steht schließlich die Validierung des kritischen As, das wir zu Beginn zunächst als gegeben und wahr angenommen haben. Dieses realitätsverzerrte Denken am Punkt A wird nun hinterfragt, auf den Wahrheitsgehalt überprüft und entsprechend korrigiert.

4. Das Einüben

In der REVT ist es so wie auch sonst in der Kognitiven Verhaltenstherapie für den Erfolg der Therapie essenziell, dass den Klient*innen Hausaufgaben mitgegeben werden. Die meisten Klient*innen kommen (wenn überhaupt) einmal pro Woche für 45 bis 50 Minuten zur Therapie oder Beratung. Es verbleiben also pro Woche circa 167 Stunden. Es ist wichtig, dass wir dies als Therapeut*innen unseren Klient*innen bewusst machen: Je mehr und zuverlässiger die Klient*innen in dieser Zeit zu Hause üben, umso wirksamer, effektiver und nachhaltiger ist der Veränderungserfolg. Am Anfang können Übungen für zu Hause daraus bestehen, z. B. zunächst alle belastenden Gefühle aufzulisten, das eigene Denken aufmerksam zu beobachten und rigide und extreme Basisannahmen zu erkennen. Dann kann geübt werden, von einer Situation den am meisten relevanten Aspekt (also das eigene eigentliche Problem, das kritische A) für sich zu benennen. Auch die Vervollständigung oder erneute Erstellung eines in der Therapie bereits bearbeiteten ABCs kann als Übung zu Hause durchgeführt werden. Zudem stehen zur Vertiefung des Wissens über die REVT und die ABC-Methode zahlreiche REVT-Selbsthilfebücher zur Auswahl, sodass hier das jeweils Passende für die Klient*innen zum Lesen empfohlen werden kann (Bibliotherapie; Schwartz, 1998). Es geht insgesamt darum, die Klient*innen für das eigenständige Praktizieren von Denkübungen, Vorstellungsübungen, gefühlsvorbereitenden Übungen und Verhaltensübungen zu motivieren (Tabelle 4).

Tabelle 4: *Übungen für einen nachhaltigen Veränderungserfolg*

Denkübungen
Als Denkübung kann den Klient*innen beispielsweise aufgegeben werden, dass sie versuchen sollen, eine andere Person von ihren neuen rationalen Bewertungen zu überzeugen. Sollten sie kein Gegenüber für diese Übung haben – oder falls dies aus anderen Gründen (z. B. Schamgefühle) noch nicht möglich sein sollte –, kann die Übung auch zunächst im Rahmen der Therapie mit der Therapeut*in als andere Person durchgeführt werden. Eine weitere Denkübung ist, sich die neuen rationalen Bewertungen in Form von Selbstverbalisierungen vor der Konfrontation mit dem Problem bewusst zu machen und einzuüben. Für die praktische Umsetzung können die Klient*innen hier unterstützt werden, indem die rBs z. B. am Ende der Stunde gemeinsam noch einmal zusammengefasst und auf ein Medium (Karteikarte, Smartphone o. Ä.) übertragen werden.
Vorstellungsübung (Rational Emotive Imagination, REI)
Die Klient*innen sollen versuchen, ihre ungesunden negativen Gefühle in gesunde negative Gefühle zu verändern – und zwar während sie sich ihr kritisches A so lebhaft wie möglich vorstellen. Diese Übung kann auch als Vorstufe eingesetzt werden, wenn man seine Klient*innen ermutigen will, sich in einem nächsten Schritt dem Problem ggf. auch in vivo zu stellen. Es ist ratsam, die Vorstellungsübung zunächst mindestens einmal in der Therapiestunde anzuleiten – erfahrungsgemäß erhöht dies die Wahrscheinlichkeit deutlich, dass die Übung zu Hause ausgeführt wird.

Gefühlsvorbereitende Übung
In oder unmittelbar vor Situationen, in denen das Auftreten von ungesunden negativen Gefühlen erwartet wird, bekommen die Klient*innen die Aufgabe, ihre iBs eigenständig zu disputieren. Insbesondere mit ungeübten Klient*innen macht es Sinn, hierfür gemeinsam ein paar prägnante Fragen (im Idealfall zu allen drei Disputationsstrategien) auf ein Kärtchen oder ins Smartphone zu notieren.
Verhaltensübungen
Bei Verhaltensübungen geht es darum, aktiv und bewusst diejenigen Situationen aufzusuchen, die emotional zu schaffen machen, und währenddessen permanent die rigiden und extremen Basisannahmen zu hinterfragen. Wichtig ist, die Klient*innen nicht zu überfordern und ggf. ein abgestuftes Vorgehen zu wählen – je nachdem, wie gut sie vorbereitet sind und was sie sich zum jeweiligen Zeitpunkt der Therapie zutrauen. Gleichzeitig gilt es, darauf zu achten, dass die Herausforderung nicht zu gering ist – es soll schon mindestens etwas unangenehm sein, sodass eine Auseinandersetzung mit den relevanten rigiden Basisannahmen auch möglich wird. Die wohl bekannteste REVT-Verhaltensübung ist die so genannte Scham-attackierende Übung *(shame attacking exercise)*. Dabei ist darauf zu achten, dass die Übungen der Klient*innen sowohl legal als auch ethisch verantwortbar bleiben. Es geht nicht darum, etwas ganz Absurdes oder gar Illegales zu tun, sondern es geht darum, eine Übung durchzuführen, die die Auseinandersetzung mit den eigenen Schamgefühlen ermöglicht. Darüber hinaus sind der Fantasie für solche Übungen keine Grenzen gesetzt.

5. Persönlicher Ausblick

Ich halte die REVT in ihrer praktischen Anwendung nach wie vor für eine der effektivsten Methoden in Psychotherapie und Beratung. Ich finde es bemerkenswert, wie bereits Ellis selbst die REVT als eine offene, nicht dogmatische und integrative Methode beschrieben hat, deren stetige Weiterentwicklung und Berücksichtigung neuester Erkenntnisse und wissenschaftlicher Forschung von ihm ausdrücklich erwünscht ist, so lange es hilft, die Ziele von Klient*innen und Therapeut*innen zu erreichen. Die Anwendung der REVT schließt also keinesfalls das Hinzunehmen sinnvoller Übungen oder Elemente aus anderen Therapieformen aus. In den letzten Jahren stellte sich die REVT sogar als eine „akzeptanzbasierte Psychotherapie" neu auf (Spitzer, 2017; Willberg, 2019). Diese stetigen Weiter- und Fortentwicklungen in der REVT sind unglaublich spannend und wertvoll für die praktische Arbeit und motivieren mich persönlich vor allem auch dazu, ähnlich wie mein Vater Dieter Schwartz, in Zukunft unter anderem durch die Weiterführung des DIREKT meinen Teil zur

Verbreitung der heutigen REVT beizutragen und noch zahlreiche Therapeut*innen, Berater*innen und Coaches für deren Anwendung zu befähigen. Immer mit dem Ziel, dass möglichst viele Menschen von dem Nutzen dieser Methode und der dahinterstehenden Lebensphilosophie profitieren werden.

Verwendete Quellen und Literaturhinweise

David, D., Lynn, S. J. & Ellis, A. (2010). *Rational and irrational beliefs. Research, theory, and clinical practice.* Oxford: Oxford University Press.

DiGiuseppe, R., Doyle, K., Dryden, W. & Backx, W. (2014). *A practitioner's guide to rational emotive behavior therapy.* Oxford: Oxford University Press.

Dryden, W. (Ed.). (2003). *Rational emotive behaviour therapy.* New York: Brunner-Routledge.

Dryden, W. (2012). *Dealing with emotional problems. Using rational-emotive cognitive behaviour therapy. A practitioner's guide.* New York: Routledge.

Dryden, W. (2024). *How to think and intervene like an REBT Therapist.* New York: Routledge.

Dryden, W., DiGiuseppe, R. & Neenan, M. (2010). *A primer on rational emotive behavior therapy.* Champaign: Research Press.

Dryden, W. & Neenan, M. (2004). *Rational emotive behavioural counseling in action.* London: Sage Publications.

Ellis, A. (2008). *Grundlagen und Methoden der Rational-Emotiven Verhaltenstherapie* (Neuausgabe; 2. Aufl.). Stuttgart: Klett-Cotta.

Kosfelder, J., Michalak, J., Vocks, S. & Willutzki, U. (2007). Geschichten(n) und Visionen vom Wandel der Psychotherapie. *Verhaltenstherapie & Psychosoziale Praxis, 39* (2), 295–306.

Schwartz, D. (1998). Bibliotherapie in der Rational-Emotiven & Kognitiven Verhaltenstherapie. *Zeitschrift für Rational-Emotive & Kognitive Verhaltenstherapie, 30* (9), 49–55.

Schwartz, D. (2009). Zum Zusammenhang von emotionalem C, behavioralem C und allgemeinen Lebenszielen (Z) in der ABC-Theorie von Albert Ellis – Folgerungen für den therapeutischen Prozess. *Zeitschrift für Rational-Emotive & Kognitive Verhaltenstherapie, 19/20,* 19–35.

Schwartz, D. (2014). Grundlagen der REVT. Rational-Emotive Verhaltenstherapie 2014 – still alive and kicking. *Zeitschrift für Rational-Emotive & Kognitive Verhaltenstherapie, 25,* 57–68.

Schwartz, D. (2016). Unitäres versus binäres Emotionsmodell in der Kognitiven Verhaltenstherapie: Ein grundlegender Unterschied zwischen Kognitiver Therapie und Rational-Emotiver Verhaltenstherapie. *Zeitschrift für Rational-Emotive & Kognitive Verhaltenstherapie, 27,* 65–79.

Schwartz, F. (2010). *Rational-Emotive Verhaltenstherapie mit Kindern und Jugendlichen in der Sozialen Arbeit am Beispiel Jugendsozialarbeit an Schulen.* Bachelorarbeit.

Spitzer, N. (2017). „Therapy for the Normal". Die Angestelltenkultur der Nachkriegsjahrzehnte und ihr Einfluss auf die Entstehung der kognitiven Psychotherapie im Allgemeinen und der REVT im Besonderen. *Zeitschrift für Rational-Emotive & Kognitive Verhaltenstherapie, 28,* 7–42.

Willberg, H. A. (2019). *Achtsamkeitsbasierte Kognitive Seelsorge und Therapie: Das integrative Praxishandbuch zu Achtsamkeit, Rational-Emotiver Verhaltenstherapie und Spiritualität*. Berlin/Heidelberg: Springer.

Entwicklung, Grundprinzipien und Methoden der Kognitiven Therapie von Aaron T. Beck

Christof T. Eschenröder

In den 1950- und 1960-Jahren entwickelten der Psychologe Albert Ellis und der Psychiater Aaron T. Beck zunächst unabhängig voneinander ihre kognitiven Therapieansätze. Beide hatten eine psychoanalytische Ausbildung gemacht, waren dann aber zunehmend mit den theoretischen Grundlagen und den therapeutischen Ergebnissen der Analyse unzufrieden (vgl. Ellis, 1997; Beck, 1979; Beck, 2021a; Eschenröder, 2019). In den 1970-Jahren wurden die von Ellis und Beck entwickelten kognitiven Konzepte und Therapiemethoden auch von Verhaltenstherapeuten[1], die lerntheoretische Modellvorstellungen als zu eng und zu einseitig betrachteten, in die Theorie und Praxis der Verhaltenstherapie integriert (Lazarus, 1971; Mahoney, 1977; Meichenbaum, 1979).

Aaron T. Beck, der Begründer der Kognitiven Therapie, konnte am 18. Juli 2021 seinen hundertsten Geburtstag feiern; er starb am 1. November 2021. In diesem Artikel möchte ich die Entwicklung, die Grundprinzipien und die wichtigsten Methoden seines Therapieansatzes schildern.

1. Von der Psychoanalyse zur Kognitiven Therapie

In einem Rückblick auf seine berufliche Karriere berichtet Beck über die Entwicklung seines therapeutischen Ansatzes. Zunächst versuchte er, psychoanalytische Hypothesen zu beweisen:

> 1956, direkt nach meiner frisch bestandenen Prüfung zum Psychiater, begann mein erstes großes Vorhaben: die Validierung der verschiedenen Grundannahmen der Psychoanalyse. Nachdem ich mich selbst einer Analyse unterzogen und auch die weiteren Voraussetzungen für die Aufnahme in das Philadelphia Psychoanalytic Institute erfüllt hatte, war ich voll und ganz der Theorie und der Therapie der Psychoanalyse verpflichtet. Ich realisierte aber, dass die Psychoanalyse eine solide empirische Basis benötigte, um von der größeren wissenschaft-

1 Ich bitte Leserinnen und Leser um Verständnis, dass ich aus Gründen der besseren Lesbarkeit nicht immer beide Geschlechtsformen nenne. Selbstverständlich sind Männer und Frauen gleichermaßen gemeint, wenn z. B. von Therapeuten oder Patienten die Rede ist.

> lichen Gemeinschaft anerkannt zu werden. Daher beschloss ich, die zentrale psychoanalytische These zu untersuchen, dass Depressionen durch eine gegen sich selbst gerichtete Feindseligkeit verursacht werden. (Beck, 2021a, S. 461f.)

Bei der Untersuchung der Träume von depressiven und nicht depressiven Patienten wurden bei depressiven Personen weniger Hinweise auf Feindseligkeit gefunden als bei der Kontrollgruppe. Die folgenden Themen traten in den Träumen der Depressiven besonders häufig auf:

> Der Träumende befand sich in der Rolle eines „Verlierers"; er wurde entweder eines konkreten Objekts beraubt oder erlitt einen Verlust an Selbstachtung oder eines Menschen, der ihm viel bedeutete. Andere in Träumen wiederkehrende Themen waren, dass der Träumende sich als untüchtig, abstoßend oder sonst wie unzulänglich erlebte oder an der Erreichung eines Ziels gehindert wurde. (Beck, 1979, S. 107)

Gemeinsam mit anderen Forschern untersuchte Beck auch die Hypothese, dass Personen mit Depressionen wegen ihres „unbewussten Leidensbedürfnisses" nach einer negativen Erfahrung bessere Leistungen erbringen würden als nach einer positiven Erfahrung. Die Ergebnisse dieser Untersuchungen widersprachen dieser Hypothese aber sehr deutlich.

Beck suchte daher nach einer Erklärung für diese Befunde und kam zu der Schlussfolgerung, dass die Träume die Art und Weise repräsentierten, wie die träumende Person sich selbst wahrnahm. Es gab also einen Zusammenhang zwischen den Trauminhalten und dem Selbstbild der Person im Wachzustand (Beck, 2021a, S. 462).

Aufgrund seiner zunehmenden Zweifel an den Grundannahmen der Psychoanalyse suchte Beck nach neuen Erklärungen für die Entstehung psychischer Störungen. Er erkannte, dass bestimmte, gefühlsmäßig bedeutsame Gedanken der Person bewusst werden, wenn sie in der Therapie angeleitet wird, ihre Aufmerksamkeit darauf zu richten. Diese oft sehr flüchtigen, spontan auftretenden Gedanken bezeichnete Beck als *automatische Gedanken*. Sie spielen eine entscheidende Rolle für die Bewertung der Situationen, mit denen die Person konfrontiert wird, für ihre Gefühle und ihr Verhalten. Bei depressiven Verstimmungen kreisen die automatischen Gedanken oft um Selbstabwertung, Verlust und Hoffnungslosigkeit, bei Angststörungen um Bedrohungen und Gefahren und bei Wut um Ungerechtigkeiten und verbale oder körperliche Übergriffe anderer Menschen.

In den Therapien regte Beck seine Patienten und Patientinnen dazu an, ihre automatischen Gedanken zu beobachten und zu überprüfen, ob sie Fehlinterpretationen oder Übertreibungen enthalten. Wenn sie in der Lage waren, diese kognitiven Verzerrungen infrage zu stellen und alternative Erklärungen zu entwickeln, führte dies oft zu Besserungen in ihrem Befinden. Die Veröffentlichungen von Ellis zur Rational-Emotiven Therapie, die Beck in den 1960-Jahren kennenlernte, bestärkten ihn bei der Entwicklung seines neuen Therapieansatzes.

Der nächste Schritt bei der Entwicklung von Becks Ansatz war die Annahme, dass Personen ein Überzeugungssystem haben, das durch bestimmte Situationen aktiviert wird und dann zu automatischen Gedanken und begleitenden Gefühlen führt. Er spricht in diesem Zusammenhang auch von „Schemata" oder Grundannahmen, die in der Kindheit und Jugend entwickelt werden und relativ dauerhaft sind.

Von Beck entwickelte Fragebögen zur Erfassung der Symptomatik von Depressionen (Hautzinger, Keller & Kühner, 2006) und von Ängsten (Margraf & Ehlers, 2007) werden auch im deutschen Sprachraum häufig angewendet.

Gemeinsam mit seinen Mitarbeitenden erarbeitete Beck Therapieprogramme zur Behandlung von Depressionen (Beck & Emery, 1981; Hautzinger, 2021), Angststörungen (Beck et al., 1981; Clark & Beck, 2014), Persönlichkeitsstörungen (Beck, Freeman et al., 1993) und psychotischen Störungen (Beck, 2021b; Pillny & Lincoln, 2021). Durch seine Arbeit an der University of Pennsylvania und an dem 1994 gemeinsam mit seiner Tochter Judith S. Beck gegründeten Beck Institute for Cognitive Behavior Therapy (Beck & Fleming, 2021) hatte er die Möglichkeit, Forschungen durchzuführen und anzuregen und viele Therapeutinnen und Therapeuten auszubilden.

2. Grundprinzipien der Kognitiven Therapie

Judith S. Beck formuliert in ihrem Buch „Praxis der Kognitiven Therapie" zehn grundlegende Prinzipien dieses Therapieansatzes (Beck, 1999, S. 4–9):

1. Die Kognitive Therapie basiert auf einer kontinuierlich weiterentwickelten Beschreibung des Patienten und seiner Probleme in kognitiven Begriffen.
2. Die Kognitive Therapie setzt eine solide therapeutische Beziehung voraus.
3. Die Kognitive Therapie legt großen Wert auf Zusammenarbeit und aktive Mitarbeit des Patienten.
4. Die Kognitive Therapie ist zielorientiert und problemzentriert.
5. Die Kognitive Therapie betont anfangs die Gegenwart.
6. Die Kognitive Therapie ist edukativ orientiert, sie zielt darauf, den Patienten zu seinem eigenen Therapeuten zu machen, und legt großen Wert auf Rückfallprävention.
7. Die Kognitive Therapie hat den Anspruch, zeitlich begrenzt zu sein.
8. Kognitive Therapiesitzungen sind strukturiert.
9. In der Kognitiven Therapie lernt der Patient, seine dysfunktionalen Gedanken und Annahmen zu identifizieren, zu überprüfen und zu beantworten.
10. Die Kognitive Therapie benutzt zur Veränderung von Denken, Stimmung und Verhalten eine Vielfalt von Techniken.

Einige dieser Prinzipien sind allerdings nur eingeschränkt gültig. Zum fünften Prinzip der Gegenwartsorientierung schreibt Judith Beck, die Behandlung konzentriere sich in den meisten Fällen stark auf aktuelle Probleme und spezielle belastende Situationen. Es gibt aber auch Ausnahmen:

> Unter drei Bedingungen verlagert sich die Aufmerksamkeit auf die Vergangenheit: Wenn der Patient eine starke Vorliebe dafür äußert; wenn die Arbeit an den aktuellen Problemen zu wenig oder gar keinen Veränderungen von Kognitionen, Verhalten und Emotionen führt; wenn der Therapeut entscheidet, dass es wichtig ist zu verstehen, wie und wann bedeutende dysfunktionale Ideen entstanden sind und wie diese Ideen den Patienten heutzutage beeinflussen. (Ebd., S. 7)

Auch das siebte Prinzip der zeitlichen Begrenzung gilt nicht für alle Patienten und Patientinnen, denn einige „benötigen eine Therapie von ein bis zwei Jahren (oder möglicherweise noch länger), um sehr rigide dysfunktionale Annahmen und Verhaltensmuster zu verändern, die zu ihrer chronischen Belastung beitragen“ (ebd., S. 8).

3. Therapeutische Methoden

Die Grundlage für eine erfolgreiche Anwendung therapeutischer Methoden ist nach Prinzip 2 eine gute therapeutische Beziehung. Als Voraussetzungen für eine vertrauensvolle Zusammenarbeit nennt Judith Beck (ebd., S. 5f.) Wärme, Empathie, Interesse, Wertschätzung und Kompetenz. Dies kann durch genaues und sorgfältiges Zuhören, einfühlsame Bemerkungen, zutreffende Zusammenfassungen von Gedanken und Gefühlen des Patienten und eine realistisch optimistische Haltung vermittelt werden. Am Ende jeder Sitzung kann der Therapeut um eine Rückmeldung bitten, ob der Patient sich verstanden gefühlt und die Sitzung als hilfreich empfunden hat. Insbesondere bei Patienten mit schwerwiegenden Störungen ist es wichtig, sich um eine vertrauensvolle Beziehung zu kümmern. Auf dieser Grundlage können dann verschiedenartige therapeutische Techniken verwendet werden (Prinzip 10): Je nach den Problemen und Zielen der Patienten und Patientinnen können kognitive, verhaltenstherapeutische und/oder gestalttherapeutische Techniken verwendet werden.

Nach dem Bewusstmachen problematischer automatischer Gedanken werden Patienten im sokratischen Dialog dazu angeregt, diese Gedanken zu überprüfen und konstruktive Alternativen zu entwickeln. Das folgende Beispiel zeigt die Überprüfung der negativen Selbstbeurteilung einer depressiven Patientin aufgrund eines einzigen Verstoßes gegen ihre Vorsätze (Beck et al., 1981, S. 105):

Patientin: „Ich habe überhaupt keine Selbstkontrolle.“
Therapeut: „Warum sagen Sie das?“
P: „Mir hat jemand Süßigkeiten angeboten, und ich konnte nicht ablehnen.“
T: „Haben Sie jeden Tag Süßigkeiten gegessen?“
P: „Nein, nur das eine Mal.“

T: „Haben Sie in der letzten Woche irgendetwas dazu getan, um die Diät einzuhalten?"
P: „Ja, ich habe jedes Mal, wenn ich Süßigkeiten im Laden sah, der Versuchung widerstanden, sie zu kaufen ... Außerdem habe ich nie Süßigkeiten gegessen bis auf das eine Mal, als sie mir angeboten wurden und ich glaubte, sie nicht ablehnen zu können."
T: „Wenn Sie die Häufigkeit der Situationen, in denen Sie sich unter Kontrolle hatten, mit der Anzahl der Gelegenheiten, in denen Sie schwach wurden, vergleichen, welches Verhältnis würde sich da ergeben?"
P: „Ungefähr 100 zu 1."
T: „Wenn Sie sich also 100 mal beherrschen konnten und nur einmal über die Stränge schlugen, ist das ein Zeichen dafür, dass Sie durch und durch schwach sind?"
P: „Ich glaube, nein – nicht **durch und durch**." (lächelt)

Zur Überprüfung von automatischen Gedanken ist es hilfreich, Patienten auf typische Fehler hinzuweisen (z. B. Alles-oder-Nichts-Denken, Katastrophisieren, übertriebene Verallgemeinerungen, Abwerten oder Ausblenden des Positiven) oder ihnen eine Liste mit typischen Denkfehlern zu geben (Beck, 1999, S. 121). Sie erhalten dann die Aufgabe, automatische Gedanken zu beobachten und aufzuschreiben, wenn sie sich schlecht fühlen; anschließend sollen sie diese Gedanken überprüfen und nach hilfreichen Alternativen suchen.

Grundannahmen sind die Überzeugungen eines Menschen über sich selbst. Sie können aus den automatischen Gedanken und dem Verhalten einer Person abgeleitet werden, wenn in verschiedenen Situationen die gleichen Themen und Verhaltensmuster auftauchen. Wichtig sind auch Informationen über die Kindheit und Jugend der Person und ihre Erfahrungen mit den wichtigsten Bezugspersonen. Negative Grundannahmen lassen sich im Wesentlichen zwei Kategorien zuordnen: Sie hängen entweder mit Hilflosigkeit zusammen oder mit der Annahme, nicht liebenswert zu sein (ebd., S.171ff.).

Beispiele für Grundannahmen zur Hilflosigkeit:
Ich bin hilflos.
Ich bin schwach.
Ich bin unfähig.
Ich bin inkompetent.
Ich bin ein Versager.

Beispiele für Grundannahmen zum Nicht-liebenswert-Sein:
Ich bin nicht liebenswert.
Ich bin unsympathisch.
Ich bin unerwünscht.
Ich bin wertlos.
Ich werde immer zurückgewiesen.
Keiner will etwas mit mir zu tun haben.

Bei manchen Menschen sind negative Grundannahmen ständig aktiviert, bei anderen nur zeitweise, z. B. nach einem Misserfolg oder während einer depressiven Episode. Eine Mittelstellung zwischen Grundannahmen und den situationsspezifischen automatischen Gedanken haben *bedingte Annahmen* (Regeln, Einstellungen, Axiome). Eine Person hat z. B. die Grundannahme „Ich bin unfähig." Daraus leitet sie die folgenden bedingten Annahmen ab (ebd., S. 16):

Einstellung: „Es ist schrecklich, unfähig zu sein."
Regel/Erwartung: „Ich muss immer so hart arbeiten, wie ich kann."
Axiom: „Wenn ich so hart arbeite, wie ich kann, dann schaffe ich vielleicht einen Teil der Sachen, die andere Leute problemlos bewältigen."

Die kompensatorischen Strategien, um mit negativen Grundannahmen umzugehen, können zeitweise zu einem verbesserten Befinden führen, aber auch zu Überlastung und Erschöpfung, wodurch das negative Selbstbild bestätigt wird.

Bedingte Annahmen können ähnlich wie automatische Gedanken manchmal empirisch überprüft werden. Oft ist es auch sinnvoll, zu untersuchen, welche Vor- und Nachteile das Festhalten an einer Annahme hat, wie der folgende Dialog zeigt (ebd., S. 153f.):

T: „Welche **Vorteile** hat es anzunehmen, dass Sie ein Versager sind, wenn Sie nicht Ihr Bestes geben?"
P: „Naja, dadurch strenge ich mich mehr an."
T: „Es wäre interessant zu sehen, ob Sie wirklich eine so extreme Annahme brauchen, damit Sie sich anstrengen. Aber darauf kommen wir später noch zurück. Gibt es noch weitere Vorteile?"
P: „Nein, mir fallen keine mehr ein."
T: „Welche **Nachteile** hat es anzunehmen, dass Sie ein Versager sind, wenn Sie nicht Ihr Bestes geben?"
P: „Naja, wenn ich bei einer Prüfung nicht gut abschneide, fühle ich mich miserabel. … Wenn ich etwas vortragen muss, werde ich sehr nervös. … Mir fehlt die Zeit, um andere Sachen zu machen, weil ich ständig mit Lernen beschäftigt bin."
T: „Und nimmt es Ihnen ein bisschen die Freude am Studium und Lernen?"
P: „Allerdings."
T: „Das heißt, einerseits kann es vielleicht sein, dass diese Annahme das Einzige ist, was Sie dazu bringt, sich anzustrengen. Andererseits führt die Annahme, Sie müssten ständig vollen Einsatz zeigen, dazu, dass es Ihnen miserabel geht, wenn Sie kein Spitzenergebnis produzieren, dass Sie vor Vorträgen nervöser als nötig sind, dass Sie weniger Spaß an Ihrer Arbeit haben und dass Sie andere Dinge, die Ihnen Spaß machen, nicht mehr tun können. Ist das richtig?"
P: „Ja."
T: „Heißt das, Sie würden diese Annahme gerne ändern?"

Wenn ein Patient bemerkt, dass die Nachteile einer Annahme die Vorteile deutlich überwiegen, wird gemeinsam daran gearbeitet, realistischere und konstruktivere Alternativen zu formulieren. Im Beispiel aus Tabelle 1 werden mögliche hilfreiche Alternativen zu den problematischen Annahmen der Studentin Sally formuliert (ebd.).

Alte Annahmen	Funktionalere Annahmen
1. Wenn ich nicht so gut bin wie andere, bin ich eine Versagerin.	Wenn ich nicht so gut bin wie andere, bin ich keine Versagerin, sondern einfach menschlich.
2. Um Hilfe zu bitten ist ein Zeichen von Schwäche.	Um Hilfe bitten, wenn ich sie brauche, zeigt, dass ich gute Problemlösungsstrategien habe (und ist daher ein Zeichen von Stärke).
3. Wenn ich bei der Arbeit/am College versage, bin ich auch als Person eine Versagerin.	Wenn ich bei der Arbeit/am College versage, sagt das nichts über meine gesamte Persönlichkeit aus. (...) Außerdem ist Versagen kein Dauerzustand.
4. Alles, was ich versuche, sollte mir perfekt gelingen.	Ich sollte nur dann besonders gut sein, wenn ich auf diesem Gebiet talentiert bin (und fähig und bereit bin, auf Kosten anderer Dinge viel Zeit und Mühe dafür aufzuwenden).
5. Ich sollte immer hart arbeiten und mein Bestes geben.	Ich sollte in der Regel ein vernünftiges Ausmaß an Anstrengung aufbringen.
6. Wenn ich nicht das bestmögliche Ergebnis erziele, bin ich eine Versagerin.	Wenn ich nicht das bestmögliche Ergebnis erziele, hatte ich vielleicht 70 %, 80 % oder 90 % Erfolg, nicht 0 %.
7. Wenn ich nicht ständig hart arbeite, werde ich versagen.	Wenn ich nicht ständig hart arbeite, werde ich wahrscheinlich einigermaßen gut zurechtkommen und ein ausgeglicheneres Leben führen.

In vielen Fällen können dysfunktionale Annahmen durch *Verhaltensexperimente* überprüft und korrigiert werden. Da die Studentin Sally die Bitte um Hilfe bisher als Zeichen von

Schwäche betrachtet hatte, regte die Therapeutin sie dazu an, eine Studienberaterin anzusprechen und sich Hilfe in Bezug auf Studienprobleme zu holen.

Gut geplante und durchgeführte Verhaltensexperimente können alte Annahmen wirksamer infrage stellen und neue Annahmen überzeugender stärken als verbale Methoden (ebd., S. 158). Sofern eine neue Aufgabe (z. B. im Seminar seine Meinung zu einem Thema äußern) starke Angst auslöst, können abgestufte Aufgaben vereinbart werden, um die Angst schrittweise zu vermindern (z. B. nach dem Seminar einem Studierenden oder der Professorin eine Frage stellen; ebd., S. 219f.; vgl. Eschenröder, 2021, S. 30).

Im Rahmen von A. T. Becks Ansatz kann ein breites Spektrum therapeutischer Techniken verwendet werden, um Gedanken, Gefühle und Verhaltensweisen zu verändern. Das *rational-emotionale Rollenspiel* ist eine Technik, die aus der Gestalttherapie übernommen wurde. Sie ist besonders nützlich, wenn ein Patient erklärt, mit dem Verstand könne er erkennen, dass eine Annahme nicht realistisch und hilfreich ist, trotzdem habe er aber das Gefühl, sie sei richtig. In diesem Fall wird er aufgefordert, zunächst den emotionalen Teil zu spielen, während der Therapeut den rationalen Teil übernimmt. Anschließend werden die Rollen getauscht: Der Therapeut äußert die emotionalen Argumente und der Patient hat die Aufgabe, die rationalen Gegenargumente zu formulieren. Dadurch kann überprüft werden, ob er in der Lage ist, klar und mit Nachdruck gegen seine früheren Überzeugungen zu argumentieren (Beck, 1999, S. 162ff.).

Wenn negative Grundannahmen identifiziert wurden, ist es wichtig, realistischere und konstruktivere Annahmen auszuarbeiten, die von dem Patienten akzeptiert werden können. Gemäßigt positive Annahmen werden eher als zu positiv formulierte Alternativen übernommen. Tabelle 2 listet einige Beispiele auf.

Alte Grundannahme	Neue Grundannahme
Ich bin (absolut) nicht liebenswert.	Ich bin im Großen und Ganzen ein sympathischer Mensch.
Ich bin schlecht.	Ich bin ein wertvoller Mensch mit guten und schlechten Seiten.
Ich bin machtlos.	Vieles kann ich beeinflussen.
Ich bin nicht in Ordnung.	Ich habe Stärken und Schwächen, wie jeder Mensch.

Die gleichen Methoden, die zur Überprüfung von automatischen Gedanken und bedingten Annahmen benutzt werden, können auch zur Untersuchung und Modifizierung von Grundannahmen dienen. Oft ist es nützlich, zu explorieren, wie grundlegende Annahmen in der Kindheit und Jugend entstanden sind. In manchen Fällen ist es sinnvoll, diese belastenden Erinnerungen zu bearbeiten. Dazu empfiehlt Judith Beck das folgende Vorgehen (ebd., S. 190f.):

1. Der Therapeut identifiziert eine Situation, die mit einer wichtigen Grundannahme zusammenhängt und den Patienten momentan recht stark belastet.
2. Er verstärkt die Stimmung des Patienten, indem er auf automatische Gedanken, Gefühle und Körperempfindungen eingeht.
3. Er hilft dem Patienten, eine bedeutsame Kindheitserinnerung aufzudecken und nochmals zu durchleben.
4. Er spricht mit dem „jüngeren" Teil des Patienten, um seine automatischen Gedanken, Gefühle und Annahmen zu erfahren.
5. Er verhilft dem Patienten durch Vorstellungen, sokratische Fragen, Dialog und/oder Rollenspiel zu einem neuen Verständnis des Ereignisses.

4. Schlussbemerkungen

Wer sich mit Theorie und Praxis der Rational-Emotiven Verhaltenstherapie auskennt, wird viele Gemeinsamkeiten mit dem Ansatz von Beck feststellen. So nahmen Ellis und Grieger (Ellis & Grieger, 1977) zwei Aufsätze zur Kognitiven Therapie der Depression von Aaron T. Beck und seinem Mitarbeiter Brian F. Shaw in das „Handbook of Rational-Emotive Therapy" auf. Es gibt aber auch Unterschiede im therapeutischen Stil – Ellis arbeitete direktiver und oft auch provokativer als Beck – und in theoretischen Fragen. Dieter Schwartz (Schwartz, 2016) erläuterte in einem Aufsatz, dass sich die Kognitive Therapie an einem quantitativen Emotionsmodell orientiert (sie unterscheidet zwischen starken und schwachen negativen Emotionen), während das binäre Emotionsmodell der REVT zwischen gesunden und ungesunden Gefühlen unterscheidet.

Es gibt zahlreiche Untersuchungen zur Wirksamkeit der Kognitiven Therapie, insbesondere zur Behandlung von Depressionen (Hautzinger, 2021, S. 494f.). Sipos und Schweiger (2013) argumentieren in einem Aufsatz über „Behavioral Activation", dass die Wirksamkeit der Kognitiven Therapie der Depression vor allem auf den verhaltensorientierten Methoden und nicht in erster Linie auf kognitiver Umstrukturierung beruhe. Verschiedene Studien würden zeigen, „dass Behavioral Activation der Kognitiven Therapie zumindest gleichwertig ist" (ebd., S. 54). Man könnte diese Ergebnisse allerdings auch so interpretieren, dass es verschiedene Wege gibt, um Patienten bei der Überwindung depressiver Verstimmungen wirksam zu helfen.

Stangier, Ahrens und Heidenreich (2021, S. 426f.) schätzten zum 100. Geburtstag von Beck seine Lebensleistung folgendermaßen ein:

Aaron T. Beck hat die Psychotherapie der letzten 50 Jahre in entscheidender Weise geprägt. Seine wissenschaftliche Neugier, Offenheit und Flexibilität haben entscheidend dazu beigetragen, dass sich die kognitive Verhaltenstherapie in einer dynamischen Weise weiterentwickelt hat und heute als der am besten evaluierte Ansatz der Psychotherapie anzusehen ist. Nicht nur sein Werk, auch sein Wirken als Therapeut, Supervisor und auch als Mensch ist außergewöhnlich und verdient allen Respekt und Wertschätzung.

Literatur

Beck, A. T. (1979). *Wahrnehmung der Wirklichkeit und Neurose. Kognitive Psychotherapie emotionaler Störungen.* München: Pfeiffer.

Beck, A. T. (2021a). Eine 60-jährige Entwicklung der kognitiven Theorie und Therapie. *Verhaltenstherapie & Psychosoziale Praxis, 53* (3), 461–468.

Beck, A. T. (2021b). Recovery-Orientierte Kognitive Therapie bei schweren psychischen Erkrankungen. *Verhaltenstherapie & Psychosoziale Praxis, 53* (3), 499–502.

Beck, A. T. & Emery, G. (1981). *Kognitive Verhaltenstherapie bei Angst und Phobien. Eine Anleitung für Therapeuten.* Tübingen: DGVT-Verlag.

Beck, A. T., Freeman, A. et al. (1993). *Kognitive Therapie der Persönlichkeitsstörungen.* Weinheim: Psychologie Verlags Union.

Beck, J. S. (1999). *Praxis der Kognitiven Therapie.* Weinheim: Psychologie Verlags Union.

Beck, J. S. & Fleming, S. (2021). Die Geschichte des Beck Institute for Cognitive Behavior Therapy. *Verhaltenstherapie & Psychosoziale Praxis, 53* (3), 469–479.

Clark, D. A. & Beck, A. T. (2014). *Ängste bewältigen – ein Übungsbuch. Lösungen aus der Kognitiven Verhaltenstherapie.* Paderborn: Junfermann.

Ellis, A. (1997). *Grundlagen und Methoden der Rational-Emotiven Verhaltenstherapie.* München: Pfeiffer.

Ellis, A. & Grieger, R. (Eds.). (1977). *Handbook of Rational-Emotive Therapy.* New York: Springer Publishing Company.

Eschenröder, C. T. (2019). *Streifzüge durch die Geschichte der Verhaltenstherapie.* Tübingen: DGVT-Verlag.

Eschenröder, C. T. (2021). *Wenn es drauf ankommt. Prüfungs- und Redeangst erfolgreich überwinden.* Stuttgart: Klett-Cotta.

Hautzinger, M. (2021). Kognitive (Verhaltens-)Therapie bei affektiven Störungen. *Verhaltenstherapie & Psychosoziale Praxis, 53* (3), 481–496.

Hautzinger, M, Keller, F. & Kühner, C. (2006). *BDI II – Beck Depressions-Inventar – Manual.* Frankfurt a. M.: Harcourt Test Services.

Lazarus, A. A. (1971). *Behavior therapy and beyond.* New York: McGraw-Hill.

Mahoney, M. J. (1977). *Kognitive Verhaltenstherapie. Neue Entwicklungen und Integrationsschritte.* München: Pfeiffer.

Margraf, J. & Ehlers, A. (2007). *Beck Angst-Inventar – BAI. Manual.* Frankfurt a. M.: Harcourt Test Services.

Meichenbaum, D. (1979). *Kognitive Verhaltensmodifikation.* München: Urban & Schwarzenberg.

Pillny, M. & Lincoln, T. M. (2021). Kognitive Verhaltenstherapie für PatientInnen mit psychotischen Störungen. Von den experimentellen Anfängen zur evidenzbasierten Leitlinientherapie. *Verhaltenstherapie & Psychosoziale Praxis, 53* (3), 503–518.

Schwartz, D. (2016). Unitäres versus binäres Emotionsmodell in der Kognitiven Verhaltenstherapie: Ein grundlegender Unterschied zwischen Kognitiver Therapie und Rational-Emotiver Verhaltenstherapie. *Zeitschrift für Rational-Emotive & Kognitive Verhaltenstherapie, 27,* 65–79.

Sipos, V. & Schweiger, U. (2013). Behavioral Activation. In T. Heidenreich & J. Michalak (Hrsg.), *Die „dritte Welle" der Verhaltenstherapie. Grundlagen und Praxis* (S. 41–56). Weinheim: Beltz.

Stangier, U., Arens, E. A. & Heidenreich, T. (2021). Kognitive Therapie der sozialen Angststörungen. *Verhaltenstherapie & Psychosoziale Praxis, 53* (3), 519–529.

Zu viel Last auf den eigenen Schultern
REVT bei übertriebener Verantwortlichkeit

Nils Spitzer

Verantwortung ist heute ein sehr populäres Schlagwort. Jeder Bürger, jede Bürgerin soll Verantwortung übernehmen – für die Demokratie oder für das Eindämmen der Klimakrise, aber auch für sich selbst, die eigene Gesundheits- oder Altersvorsorge wird Verantwortungsübernahme angeraten. Das war nicht immer so. Gerade in Deutschland war der Begriff Verantwortung „lange Zeit mit dem Verdikt einer konservativen Weltanschauung belegt" (Heidbrink, 2007, S. 31). Progressiver Denkende schrieben nicht dem Individuum die Verantwortung zu, sondern betonten, was es geprägt hat. Das hat sich in den letzten Jahrzehnten gewandelt – heute wird die individuelle Handlungsfähigkeit wieder verstärkt in den Mittelpunkt gerückt.

Verantwortung wird für die Folgen des eigenen Tuns übernommen. Aber dieser Zusammenhang zwischen einer Handlung und ihren Folgen ist noch nicht alles, was Verantwortung ausmacht. Neben dem handelnden Subjekt und den bewirkten Handlungsfolgen gibt es noch einen dritten wichtigen Aspekt, nämlich einen Werte- oder Normenhorizont, vor dem die Handlungen eingeschätzt werden: „Verantwortung ist also immer eine normative Haltung, sie ist darauf ausgerichtet, eine Verbesserung zum Guten wirksam werden zu lassen, die nichts mit dem eigenen Wohlbefinden zu tun haben muss" (Schmidt, 2021, S. 33). Wer soziale Verantwortung übernimmt, orientiert sich mit seinen Handlungen am Wohlergehen anderer – er oder sie will die anderen vor einem Schaden bewahren. Verantwortungsübernahme ist das Gegenteil von Egoismus.

Verantwortung kann nun vorwärts- oder rückwärtsgewandt sein. Prospektive Verantwortung wird überall dort übernommen, wo Akteure einen Schaden in der Zukunft verhindern sollen („Erzieher*innen sind für das Wohl der Kinder in der Kita verantwortlich"). Retrospektive Verantwortung ist dort im Spiel, wo für einen bereits entstandenen Schaden Verantwortung übernommen werden muss („Sind die Erzieher*innen für den Sturz vom Klettergerüst neulich in der Kita verantwortlich?"). Retrospektive Verantwortung ist hier identisch mit dem älteren Begriff der Schuld. In Fällen retrospektiver Verantwortung, in denen eine Person ihrer Verantwortung nicht gerecht geworden ist, treten bei der betreffenden Person für gewöhnlich Gewissensbisse auf, Schuldgefühle.

1. Sich mit Verantwortung übernehmen – übertriebene Verantwortlichkeit

Auch wenn man zuerst vielleicht an eine ausgeprägte Verantwortungslosigkeit oder Verantwortungsabwehr als ein Problem denkt, mit dem sich die klinische Psychologie beschäftigen könnte und sollte, so hat sie sich auch dem gegenteiligen Phänomen zugewandt – einer *übertriebenen Verantwortungsübernahme* (Spitzer, 2023). Spätestens seit den 1990er-Jahren hat diese sich zu einem eigenen psychologischen Forschungsgegenstand entwickelt.

Das Konzept *übertriebener Verantwortlichkeit* geht dabei über sehr intensive Schuldgefühle hinaus. Es handelt sich nicht bloß um einen einzelnen Schuldexzess – die eigene Verantwortlichkeit für eine Sache wird regelmäßig überschätzt. Es bezeichnet eine sehr *ausgeprägte dispositionelle Verantwortungsneigung*, einen „exaggerated sense of responsibility" (Rachman & Shafran, 1999, S. 81). Die ausgelöste Verantwortungsübernahme kann sich dabei zum Beispiel auf Verantwortungsbereiche beziehen, für die ein Individuum eigentlich gar nicht zuständig ist, sie kann viel zu fordernd sein oder sie kann sich zu sehr auf das Individuum als einzige verantwortliche Person beziehen, auch wenn andere Akteure ebenfalls involviert sind.

Die Verantwortung immer wieder auf die eigenen Schultern zu laden hat häufig gravierende Folgen: Emotional kommt es zu Angst- oder Schuldgefühlen und auf der Verhaltensebene zeigen sich oft anstrengende Bemühungen, den angenommenen Schaden zu verhindern, oder retrospektiv ein manchmal schon aufdringliches Bekennen und Entschuldigen. Inzwischen hat sich zudem gezeigt, dass übertriebene Verantwortlichkeit bei vielen psychischen Problemen eine Rolle spielt, zum Beispiel bei der Zwangsstörung (Rachman, 1993), der generalisierten Angststörung (Fraser, 2013), der sozialen Phobie (Jones & Rakovshik, 2019), der posttraumatischen Belastungsstörung (Beck, Jacobs-Lentz, Jones, Olsen & Clapp, 2014) und der Depression (Pozza & Dèttore, 2014). *Überverantwortlichkeit* ist daher ein Phänomen von hoher therapeutischer Relevanz, besonders in der aktuellen „Verantwortungsgesellschaft" (Heidbrink, 2007, S. 75), die allen ihren Mitgliedern individuelle Verantwortungsübernahme sehr ans Herz legt.

In einer einflussreichen und häufig zitierten Definition des Psychologen Paul Salkovskis bezeichnet er übertriebene Verantwortlichkeit als den „belief that one has power which is pivotal to bring about or prevent subjectively crucial negative outcomes. These outcomes are perceived as essential to prevent" (Salkovskis, Shafran, Rachman & Freeston, 1999, S. 1058). Ganz im Sinn der Kognitiven Verhaltenstherapie wird die Neigung zur Verantwortungsübernahme also als ein *kognitiver Filter* verstanden, der für eine verzerrte Informationsverarbeitung von Situationen sorgt, die mit einem möglichen Schaden in Verbindung stehen.

Übertriebene Verantwortlichkeit wird dabei durch eine ganze Gruppe von Grundüberzeugungen näher bestimmt. Aus klinischen Beobachtungen, theoretischen Überlegungen und einer ersten Faktorenanalyse (Sugiura & Fisak, 2019) lassen sich fünf zentrale kognitive Schemata gewinnen – sie bilden die kognitive Architektur übertriebener Verantwortlichkeit und die wichtigsten therapeutischen Ansatzpunkte bei ihrer Veränderung.

Tabelle 1: *Die kognitive Architektur übertriebener Verantwortlichkeit (Spitzer, 2023)*

Grundüberzeugungen übertriebener Verantwortlichkeit	Beispielkognitionen
Ausgeprägte Moralitätsforderung	„Alle Menschen müssen sich unbedingt verantwortungsbewusst verhalten.“ „Ich muss andere vor Schaden bewahren.“ „Schon die kleinste Nachlässigkeit ist inakzeptabel, wenn sie andere beeinträchtigen könnte.“
Eindruck gesteigerten Einflusses	„Ein Schaden lässt sich immer irgendwie verhindern.“ „Ich selbst habe die Sache doch in der Hand.“ „Wenn ich auf eine Sache Einfluss habe, dann bin ich auch für sie verantwortlich.“
Unterlassungen sind genauso schlimm wie aktive Handlungen	„In allen möglichen täglichen Situationen ist es genauso schlimm, Schaden nicht zu verhindern, wie Schaden absichtlich herbeizuführen.“ „Ich mache mir ähnlich viele Gedanken über die Folgen von Dingen, die ich tue oder nicht tue.“
Einen Schaden zu verursachen (oder moralische Regeln zu übertreten) hat schlimme Folgen für mich	„Wenn ich einen Fehler mache, dann werden mich alle verurteilen.“ „Wenn ich wirklich daran schuld bin, dann komme ich ins Gefängnis.“
Übertriebene Pflicht, Verantwortungssituationen komplett zu durchdenken	„Ich habe mir noch nicht genug Mühe gegeben, das Problem zu lösen. Denk weiter!“ „Ich muss alle Konsequenzen selbst meiner alltäglichsten Handlungen vorab absolut durchdenken.“

Ziel einer Psychotherapie ist nun eine *ausgewogene*, nicht übertriebene *Verantwortungsübernahme*, die das Risiko von Überlastung oder einer psychischen Störung verkleinert, aber keinen völligen Verantwortungsverzicht bedeutet: „Es gilt also, Maßstäbe des (Menschen-)Möglichen zu suchen und zu finden, das *rechte Maß*“ (Schmidt, 2021, S. 149), auch in der Therapie mit übertriebener Verantwortlichkeit. Um dies zu erreichen, muss eine Psychotherapie vor allem an den beschriebenen Verantwortungsüberzeugungen ansetzen.

2. Wie Verantwortung in der REVT bisher thematisiert wird

In der REVT wird das Thema Verantwortung bisher nur am Rande thematisiert, und das vor allem auf eine bestimmte Weise – die Patient*innen sollen selbst die Verantwortung für ihre Probleme und die Therapie übernehmen und sich nicht zum Opfer der Umstände machen. Die Neigung zur Verantwortungsabgabe in der Psychotherapie sei allerdings nicht selten: "Most of us are not socialized to take responsibility for our reactions" (Ellis & MacLaren, 1998, S. 27). Menschen reden sich eben gern raus und machen andere Umstände für ihre Probleme verantwortlich. Häufig ist daher zuerst einmal eine „Hinführung zur Eigenverantwortlichkeit“ (Ellis & Hoellen, 1997, S. 21) in einer Psychotherapie nötig.

Eine solche Thematisierung von Verantwortung ist in allen Varianten der Verhaltenstherapie verbreitet, die REVT bildet hier keine Ausnahme. Man findet sie ebenso in der *Akzeptanz- und Commitmenttherapie* (Hayes, Strosahl & Wilson, 2004), in der *Compassion Focused Therapy* (Gilbert, 2010) und in allgemeinen Texten zur *Kognitiven Verhaltenstherapie:*

> Patienten haben nicht selten die Neigung, Verantwortung für ihre Situation abzulehnen, u. a. da sie der Auffassung sind, ohne eigenes Zutun in ihr Problem geraten zu sein, wenig zu dessen Veränderung beitragen zu können und mit der Therapeutin jemanden gefunden zu haben, die für sie die Lösung übernehmen wird. (Lammers, 2017, S. 67)

In der REVT sollen die Ratsuchenden, dem Ansatz entsprechend, vor allem Verantwortung für ihre Gedanken und Überzeugungen übernehmen – jeder Mensch soll sich „responsible for his unhealthy beliefs“ (Dryden, 2003, S. 4) zeigen.

Eine solche Betonung der Verantwortung für die eigenen psychischen Probleme birgt allerdings ein Risiko: "Doesn't it lead to blaming the victim" (Dryden & Neenan, 2006, S. 75)? Wird nicht so im krassesten Fall das Opfer einer Vergewaltigung für die emotionalen Belastungen in der Folge des Ereignisses selbst verantwortlich gemacht? Es sind Fragen, die in der REVT nur selten auftauchen. Und ein gewisser Einfluss der Umstände auf das Wohlergehen einer Person wird den Umständen natürlich zugestanden, denn ein negatives Ereignis belastet selbstverständlich die betroffenen Personen. So wirken traumatische Umstände belastend noch auf die Person, die sich am geschicktesten im Umgang damit zeigt. Aber zwischen dieser normalen Belastung und psychischen Problemen einer Therapie wird trotzdem ein deutlicher Verantwortungsunterschied gemacht: Emotionale Probleme entstehen immer im Zusammenhang mit eigenen dysfunktionalen Denkmustern (Dryden et al., 2006).

Einige Aspekte fallen an dieser Thematisierung von Verantwortung auf. In ihr geht es der REVT um *Eigenverantwortung,* also darum, Verantwortung für das eigene Wohl zu übernehmen, nicht *soziale Verantwortung,* als Verantwortungsübernahme für das Wohl anderer Personen, wie bei der übertriebenen Verantwortung. Außerdem tendieren Menschen danach eher zu *Verantwortungslosigkeit* (nicht zu übergroßer Verantwortungsübernahme) und müssen daran erinnert werden, mehr Verantwortung zu übernehmen. Diese Thematisierung hat also auf doppelte Weise mit dem Phänomen übertriebener Verantwortlichkeit nichts zu tun.

3. Retrospektive Verantwortung als Schuldgefühl in der REVT

Die REVT kommt der übertriebenen Verantwortlichkeit dort näher, wo sie sich mit *Schuldgefühlen* auseinandersetzt. Schuldgefühle ergeben sich in der REVT aus übertriebenen Selbstvorwürfen: "Guilt is an unhealthy emotion that stems from a set of irrational self-blaming beliefs about breaking one's moral code" (Dryden et al., 2006, S. 77). Im Kern steht eine *absolutistische Forderung,* die moralischen Regeln unbedingt erfüllen zu *müssen,* aber dies ist nicht geschehen. In der Folge kommt es nun zu Selbstabwertungen, zu "some variant of 'I' am bad" (Dryden, 2016, S. 85).

Auch der einflussreiche Kognitive Psychotherapeut David Burns, der oft REVT und Beck'sche KT kombiniert, betonte schon früh neben der absolutistischen moralischen Forderung, der man nicht gerecht geworden ist, diese Selbstabwertung: "This 'bad behavior' shows that I am a bad person" (Burns, 1980, S. 199). Die Folgen einer solchen Konstellation an *irrational Beliefs* sind sehr belastend:

- sich in Ablenkungen wie Drogen oder Alkohol stürzen
- fast schon aufdringlich vom eigenen Fehler betroffene Personen um Vergebung bitten
- unrealistische Vornahmen, nie wieder etwas Falsches zu tun
- Selbstbestrafung
- nie mehr Verantwortung übernehmen
- Angebote der Vergebung ablehnen
- Rückzug von Menschen wegen der eigenen Schlechtigkeit (Dryden, 2016).

Sie ergeben sich manchmal zudem aus einer ergänzenden Überzeugung: "Since I'm bad, I deserve to suffer." (Burns, 1980, S. 203)

Die gesunde Alternative zur Schuld in der REVT ist *Reue.* Dieses gesunde negative Gefühl basiert auf einer präferentiellen moralischen Überzeugung, kombiniert mit Selbstakzeptanz trotz Regelbruch:

> I wish I hadn't broken my moral code, but there is no reason why I should absolutely should not have broken it. [...] Now let me accept myself and think how I can learn from my past behaviour so that I can act morally in the future. (Dryden et al., 2006, S. 78)

Dieses Konzept pathologischer Schuld kommt der übertriebenen Verantwortlichkeit schon recht nahe. Aus der Perspektive der Überverantwortlichkeit stechen aber trotzdem einige interessante Unterschiede ins Auge. Zunächst ist es die Beschränkung auf *retrospektive Verantwortung.* Die Vorstellung, sich für etwas noch Anstehendes verantwortlich zu machen, gerät hier nicht in den Blick. Außerdem wirkt die Konzeption bei näherer Betrachtung ein wenig altmodisch. Die absolutistische wie die präferentielle Forderung ist nicht die von *Schadensverhinderung,* sondern von *Regelgehorsam.* Die Formulierungen innerhalb der REVT implizieren eine deontologische, keine utilitaristische Moralvorstellung.

Schaden verhindern oder sich an moralische Regeln halten?
In der philosophischen Ethik ist dies eine der zentralen Fragen: Soll ein Verhalten danach moralisch beurteilt werden, ob es gegen eine Norm verstößt (deontologisch) oder danach, ob seine Konsequenzen gut oder schlecht sind (utilitaristisch oder konsequentialistisch)?

> Es geht um den Konflikt zwischen Ethiken, die Handlungen nach ihren Folgen (meist) für das Wohlergehen der Menschen und Tiere beurteilen *(Konsequentialismus),* und Ethiken, die manche Handlungsweisen für richtig, d. h. für eine Pflicht halten, unabhängig davon, welche Folgen sie haben *(deontologische, bzw. Pflichtethiken).* (Gesang, 2022, S. 114)

Ist es also zum Beispiel grundsätzlich unmoralisch, zu lügen, oder ist es erlaubt, wenn daraus etwas Gutes hervorgeht?

Für die deontologische Ethik sind Handlungen (Lügen, Stehlen) intrinsisch richtig oder falsch, unabhängig von ihren Folgen. Moralisch ist eine Handlung dann, wenn sie einer moralischen Regel genügt. Man soll z. B. grundsätzlich nicht lügen, selbst wenn ein Freund dadurch zu Schaden kommt. Beim utilitaristischen Prinzip, manchmal auch als altruistisch oder konsequentialistisch bezeichnet, wird dagegen eine Handlung nach ihren Folgen beurteilt. Erst die Folgen bestimmen die Güte einer Tat – "thus killing a person is acceptable, if multiple others are saved" (Trafford, 2016, S. 26).

Beide Ethiken haben ihre spezifischen Probleme: Eine deontologische Moral kann in blindes Pflichtbewusstsein ausarten, bei dem man allen Regeln Gehorsam leistet, auch wenn sie schädliche Folgen haben, eine Prinzipienreiterei mit menschenfeindlichem Antlitz. „Dem Utilitarismus [...] wird stattdessen vorgeworfen, dass der Zweck die Mittel heilige. Um viele zu retten, könnten wenige Unschuldige geopfert werden“

(Gesang, 2022, S. 117). Außerdem droht bei ihm schneller eine Überforderung durch verantwortliches Handeln. Denn wo soll man mit dem Engagement für das Wohlergehen anderer aufhören? Muss man nicht überall dort helfen, wo man Einfluss hat? Genau dies gilt als „die größte Achillesferse des Utilitarismus." (Ebd., S. 46)

In psychologischen Texten findet sich nun oft eine implizite Bevorzugung der utilitaristischen Ethik: Blinde Prinzipientreue gilt als altmodisch und simpel, Folgenorientierung ist differenzierter und wird so den komplexen modernen Lebensverhältnissen eher gerecht. Eine zu starke Betonung deontologischer moralischer Urteile wird auch immer wieder mit psychischen Störungen in Verbindung gebracht, vor allem mit "some psychopathologies such as obssessive compulsive disorder and major depression disorder" (Mancini & Gangemi, 2021, S. 9). Allein utilitaristisch moralisch zu urteilen ist danach letztlich angemessen und vernünftig.

Das ist aber nicht kultursensibel gedacht (und vielleicht eine Art akademischer Hochmut in der Psychologie), so die Kritik: Sehr religiöse Weltanschauungen sind zum Beispiel häufig von einer deontologischen Werteorientierung geprägt: "Whether one morality is better than the other is certainly not up to psychologists to decide." (Ebd., S. 10)

Sowohl die Konzeption der Schuld als auch die der Reue sind in den Formulierungen der REVT nun deutlich deontologisch ("break the moral code") gefasst, während das Konzept übertriebener Verantwortlichkeit auf utilitaristischer Schadensverhinderung fußt. Warum weicht die REVT hier vom akademischen angloamerikanischen Standard ab? Gibt es schließlich dafür keinen tieferen Grund in der Störungstheorie der REVT? Darüber kann man nur mutmaßen. Vielleicht ist es in der REVT auch ihrer Entstehungszeit in den 1950er-Jahren geschuldet, Verantwortung und Schuld so zu konzipieren. Eine Anpassung dieses Unterschieds ist immerhin leicht möglich: Schließlich lässt sich eine absolutistische Forderung sowohl deontologisch (ich *muss* unbedingt die moralischen Regeln erfüllen) als auch utilitaristisch (ich *muss* unbedingt einen Schaden verhindern) formulieren.

Neben der Beschränkung auf retrospektive Verantwortung und der Bevorzugung deontologischer Moral fällt noch etwas Drittes auf: Es spielen nur zwei Überzeugungen eine Rolle (absolutistische moralische Forderungen und Selbstabwertung bei Nichterfüllung), während für die übertriebene Verantwortlichkeit fünf prägende Überzeugungen formuliert werden.

Die bisherige Thematisierung von Verantwortung oder Schuld in der REVT bietet also noch keine ausreichenden Ansatzpunkte, um eine umfassende kognitive Umstrukturierung übertriebener Verantwortlichkeit zu erlauben. Es stellt sich die Frage: Wie gut lassen sich die fünf Überzeugungen übertriebener Verantwortlichkeit überhaupt mit dem Störungsmodell der REVT in Einklang bringen? Ist auch hier eine unkomplizierte Anpassung der Konzepte möglich?

4. Übertriebene Verantwortlichkeit und das Störungsmodell der REVT

Das Modell psychischer Probleme der REVT geht, kurz gesagt, von der *PM-Hypothese* aus – eines "primacy of the musts" (Still & Dryden, 2012, S. 25). Menschliche Wünsche und Ziele gerinnen danach schnell zu absolutistischen Forderungen. Und dieses rigide Denken bildet in der REVT das Herzstück der Psychopathologie emotionaler Probleme. Es ist die bekannte *Demandingness* (DEM; Spitzer, 2015). Werden nun absolutistische Forderungen nicht erfüllt, dann kommen die anderen drei Formen von Grundüberzeugungen der REVT ins Spiel – wegen dieses sekundären Charakters werden sie auch als *Ableitungen* bezeichnet. Es handelt sich um extreme Bewertungen des Zustands, der eintritt, nachdem sich eine absolute Forderung nicht erfüllt hat. In "a second wave of informational processing" (David, Lynn & Das, 2013, S. 28) folgen sie aus den gescheiterten Wünschen: eine globale Beurteilung der beteiligten Personen (D), Awfulizing (AWF) und Frustrationsintoleranz (FI). Tabelle 2 bietet ein Beispiel des Störungsmodells aus dem Bereich der Verantwortung oder Moralität.

Tabelle 2: *Das Störungsmodell der REVT*

<table>
<tr><td>Absolutistische Forderung
Auslösende Situation und Inferenzen (Kognitionsoberfläche)</td><td colspan="2">„Alle Menschen müssen gerecht und fair sein."

„Der Chefarzt hat heute eine Krankenschwester, die Kollegin F., ganz ungerechtfertigt angeschrien. Und das war nicht das erste Mal."</td></tr>
<tr><td>Abgeleitete Bewertungen
(kognitive Tiefenstruktur)</td><td>Bewertung des Satz-Subjekts (D):

„Was für ein Arschloch!" (= Er ist extrem schlimm)</td><td>Bewertung des Satzprädikats (AWF & FI):

„Das war einfach nur schrecklich, ganz unerträglich." (= Der Sachverhalt ist extrem schlimm)</td></tr>
</table>

Finden sich die vier Grundüberzeugungsarten der REVT nun in den fünf Überzeugungen der übertriebenen Verantwortlichkeit wieder?

4.1 Ausgeprägte Moralitätsforderung (Überzeugung 1) und übertriebene Pflicht, Verantwortungssituationen komplett zu durchdenken (Überzeugung 5)

Diese beiden Kernüberzeugungen übertriebener Verantwortlichkeit passen ausgesprochen gut zum Störungsmodell der REVT. *Überzeugung 1* formuliert eine absolutistische Moralitätsforderung: Unter allen Umständen *muss* hier Verantwortung übernommen werden. Jeder Schaden *muss* verhindert (utilitaristisch), jede moralische Norm eingehalten (deontologisch) werden. Diese *Verantwortungsforderung* wird als derart drängend erlebt, dass sie von den Betroffenen trotz hoher Kosten weiterverfolgt wird. Sie schlägt sich nieder in Aussagen wie dieser: „Alle Menschen müssen sich unbedingt verantwortungsbewußt verhalten" (Lakatos & Reinecker, 1999, S. 91).

Und auch die fünfte Überzeugung übertriebener Verantwortlichkeit formuliert eine absolutistische Forderung, diesmal in Gestalt einer *Metakognition,* also einer Überzeugung, die sich selbst wieder auf das Denken richtet: Es handelt sich um die Pflicht, mit der Situation, für die man sich verantwortlich hält, gedanklich beschäftigt zu bleiben. Betroffene erleben eine ausgeprägte "responsibility to continue thinking/perseverate" (Sugiura et al., 2019, S. 105). Prospektiv *müssen* alle möglichen Szenarien und Handlungsmöglichkeiten durchdacht werden, um einen Schaden zu verhindern, retrospektiv *muss* bei einem Schaden überlegt werden, was ihn hätte verhindern können.

Diese beiden Überzeugungen sind ein Heimspiel für die REVT und ihre Interventionen, denn eine solche *Demandingness* (DEM) bildet, wie beschrieben, ihre „Kern-Philosophie" (Ellis, 1997, S. 47). Ein dringendes Wollen wird dort zu einer problematischen *Mussturbation,* wo Wünsche durch sie wie Naturgesetze klingen, in der Welt allerdings nicht mit deren Hundertprozentigkeit eintreten, sondern regelmäßig scheitern. Ellis sieht gerade in ihnen das Alleinstellungsmerkmal der REVT:

> Yes, when I first originated REBT […] I got several realistic ways of Disputing IBs from Epictetus, Marcus Aurelius, and other philosophers. But they, too, almost universally ignored the musts and demands behind people's Irrational Beliefs. Karen Horney saw them – "the tyranny of the shoulds" – but failed to actively Dispute them. The beauty of REBT […] is that it uniquely sees, points out to clients, and forcefully Disputes their musts in many […] ways. (Ellis, 2010, S. 246)

Gerade für eine *Demandingness* mit moralischen oder Verantwortungsforderungen finden sich in der REVT einige zusätzliche Überlegungen. Bei solchen moralischen Forderungen („du sollst nicht lügen") bezeichnen Wörter wie „sollte, muss, darf nicht" eine moralische Pflicht – sie verweisen ursprünglich auf eine gesellschaftlich geteilte Norm. Ihre zwingende Kraft wird gesellschaftlich benutzt, um Handlungen anzuleiten und zu legitimieren. Werden Werte in einer Gesellschaft wirklich geteilt, dann gelten diese moralischen Forderungen als rational, bei nicht geteilten Normen verliert ihr Zwang allerdings seine Legitimität (Still et al., 2012). Und da es heute keine durchgängige allgemeingültige Wertetheorie mehr gibt, ist es irrational geworden, moralische Forderungen noch derart wörtlich zu nehmen. Menschen verwenden zwar immer noch solche moralischen Forderungen, aber sie „have lost their connection with a shared system of beliefs about what a worthwhile and moral life would be“ (ebd., S. 95).

Die REVT knüpft hier an die philosophische Diskussion dieses Themas an. Der Begriff des *moralischen Sollens* wird hier schon länger infrage gestellt, prominent von der Philosophin Elizabeth Anscombe in den 1950er-Jahren: Begriffe wie Verpflichtung oder Sollen sind danach Überbleibsel aus einer früheren Konzeption von Ethik, die heute nicht mehr besteht. Gottes Gebote verlangten damals einen unbedingten Gehorsam: „Abgelöst von seinen religiösen Entstehungsbedingungen wird der Ausdruck ‚Sollen‘“, wie Anscombe sagt, „‚magisch‘; d. h., es ist nicht mehr klar, was er bezeichnet. Schlimmer noch: Er ist ‚außerhalb dieser Konzeption nur von Nachteil‘ [...], weil er suggeriert, dass ein solches ‚magisches‘ Sollen real sei“ (Schröder, 2005, S. 47).

Anscombes Argument besagt, dass der Begriff des moralischen Sollens das Überbleibsel einer inzwischen weitgehend in den Hintergrund getretenen christlichen Moral ist. Heute entspricht ein solch moralisches Gebot nur noch einer Klugheitsregel – „Ein ‚Sollen‘ also, das sich daraus ergibt, daß die gesollte Handlung im Interesse des jeweils Handelnden liegt“ (Bayertz, 2004, S. 136). Daran schließt die Position der REVT nahtlos an: Auch das *moralische oder Verantwortungssollen* wird besser nur als ein Rat verstanden, nicht als absolutistische Forderung.

4.2 Einen Schaden zu verursachen hat schlimme Folgen für mich (Überzeugung 4) – Verantwortungskatastrophisieren

Bei übertriebener Verantwortlichkeit spielt neben der Überschätzung der eigenen Verantwortung vor allem auch die *Überschätzung der Folgen des Verantwortlichseins* eine wichtige Rolle. Und zwar nicht die der Folgen für andere, sondern die der Folgen für die eigene Person. Beide Aspekte zusammen sind entscheidend – „(i) whether the patient overestimates the amount of responsibility; and (ii) whether the patient overestimates the perceived consequences of having been responsible“ (Van Oppen & Arntz, 1994, S. 84). Die Betroffenen machen sich Sorgen um drastische Strafen oder darum, von anderen Menschen stark abgewertet oder ausgeschlossen zu werden. Es handelt sich um eine Art *Verantwortungskatastrophisieren:* Wenn ein Fettfleck auf dem Pullover meiner Tochter ist, wird man mich für eine schlechte Mutter halten (und das wäre schrecklich).

Anders als im Schuldkonzept der REVT steht bei der übertriebenen Verantwortlichkeit also als zentrale Ableitung der Demandingness nicht die personale Abwertung (D), sondern das Awfulizing (AWF) im Mittelpunkt. Es geht nicht darum, sich nicht an die Normen gehalten zu haben und sich deshalb stark zu verurteilen, sondern eher darum, sich Sorgen um drastische Konsequenzen zu machen. Möglicherweise hat dies damit zu tun, dass der

Verantwortungsbegriff eher prospektiv und nicht retrospektiv ausgerichtet ist. Wenn schon etwas passiert ist, dann ist eine Selbstverurteilung (für schon bekannte Folgen) sehr plausibel, wenn es noch gilt, einen Schaden zu verhindern, dann malt man sich vielleicht eher dessen mögliche Konsequenzen für die eigene Person aus.

Die enge Beziehung zwischen solchen „Katastrophen-Botschaften" (Schwartz, 2008, S. 130) und absoluten Forderungen ist leicht anschaulich zu machen: Wenn etwas für einen Menschen unbedingt sein *muss*, dann erscheint dessen Ausbleiben und die mutmaßlichen Folgen schnell als eine Katastrophe.

Katastrophisieren ist nun keine besonders glückliche Übersetzung des englischen "Awfulizing", wird aber auch in der REVT immer wieder synonym verwendet. Beim"awfulizing/catastrophising" (David et al., 2013, S. 29) hat man zuerst das Heraufbeschwören eines Reigens katastrophaler Folgen, Sorgenketten, vor Augen (der kleine Fleck auf der Haut ist sicher Hautkrebs, es wird zu sehr schmerzhaften Behandlungen kommen, die aber alle vergeblich sein werden – schließlich werde ich kläglich dahinsiechen und letztlich sterben). Ein Ausruf wie "Oh, how awful!" – trifft das Konzept allerdings eher: Gemeint ist die Bewertung eines Sachverhalts als schlimm, schrecklich oder entsetzlich. *Awfulizing* (AWF) ist ein irrationaler *Belief*, weil er eine extreme Bewertung bezeichnet, keine Sorgenkette. Ein negatives Ereignis wird als hundertprozentig negativ angesehen, vielleicht sogar ein magisches Stückchen schlimmer als hundertprozentig schlimm (Schwartz, 2012).

In Bezug auf das *Verantwortungskatastrophisieren* findet sich ein hybrides Verständnis von Katastrophisieren, bei dem sowohl die Folgenüberschätzung als auch die Bewertung dieser Folgen eine Rolle spielt – beides sollte auch in der Disputation dieser Überzeugungen beachtet werden. Manche der hier befürchteten Katastrophen sind derart offensichtlich nicht tragisch (die anderen Eltern der Kita werden mich ablehnen), dass sich hier der Schwerpunkt *Awfulizing* anbietet, andere sind wirklich gravierend (ins Gefängnis kommen), sodass sich eher eine Konzentration auf die Gefahrenüberschätzung innerhalb der Sorgenkette lohnt: Ist diese Konsequenz überhaupt wahrscheinlich?

4.3 Überschätzung des eigenen Einflusses auf einen Schaden (Überzeugung 2) und fehlender Unterlassungseffekt (Überzeugung 3) – Inferenzen

Die *Einflussüberschätzung* (Überzeugung 2) stellt einen zentralen Aspekt übertriebener Verantwortlichkeit dar. Schon die oben erwähnte Definition von Paul Salkovskis rückt diesen Aspekt in den Mittelpunkt des Konzepts – *weil* mir der eigene Einfluss extrem groß vorkommt, *muss* ich in dem Fall Verantwortung übernehmen (und hier auch und dort auch): Retrospektiv habe ich die Sache sicherlich durch mein Handeln angerichtet; oder ich kann sie prospektiv durch meinen entscheidenden Einfluss zu einem guten Ende führen. Hätte ich meinen alten Freund gestern zufällig angerufen, dann hätte ich seine körperlichen Beschwerden vielleicht als Signal für einen Herzinfarkt erkannt und ihm zum Notarzt geraten.

Er könnte noch leben. Ich bin also schuld. Den eigenen Einfluss zu überschätzen heißt häufig auch, den Einfluss anderer Personen zu unterschätzen oder gänzlich zu übersehen: Ein Partygast denkt zum Beispiel, er müsse dafür sorgen, dass dort alles angeregt, amüsant und spannend zugeht. Er ist aber nur einer von zwanzig Gästen, die ebenfalls für ausgelassene Stimmung sorgen könnten.

Verantwortung von der Menge an Einfluss abhängig zu machen, hat ebenfalls ursprünglich eine schützende Wirkung: „Darin, daß wir verantwortlich für das sind, was wir kausal bewirken, liegt zunächst eine Begrenzung unserer Verantwortung. Denn damit tragen wir für alles, was außerhalb der Reichweite des Handelns liegt, *keine* Verantwortung" (Bayertz, 1995, S. 48). Bei der übertriebenen Verantwortlichkeit geht diese Verbindung allerdings nach hinten los: Der eigene Einfluss wird oft als zu gewichtig angenommen. Zudem wird der eigene Einfluss häufig mit der eigenen Verantwortlichkeit kurzgeschlossen – wer Einfluss hat, der ist auch verantwortlich: „Die Klientinnen setzen ‚*Einfluß auf etwas haben*' gleich mit ‚*verantwortlich dafür sein*'" (Lakatos et al., 1999, S. 91).

Der *Unterlassungseffekt* oder *Omission Bias* (Überzeugung 3), ein alltäglicher Schätzfehler bei Menschen, schreibt einer Handlung eine größere Verantwortung für einen Schaden zu als einer Unterlassung. Menschen machen hier gewöhnlich einen Unterschied. Es handelt sich paradoxerweise um so etwas wie einen funktionalen Fehler – denn der Unterlassungseffekt spielt ebenfalls eine wichtige Rolle, wenn es darum geht, sich von weitreichenden moralischen Ansprüchen abzugrenzen. Man ist nicht für den Hunger in der Welt verantwortlich, denn man hat ja aktiv nicht dazu beigetragen. Bei übertriebener Verantwortlichkeit fehlt nun häufig dieser Unterlassungseffekt – und damit eine Abgrenzungsmöglichkeit gegenüber moralischen Ansprüchen. Ohne Unterlassungseffekt dominiert hier die Überzeugung, "that errors of omission are as bad as errors of commission, especially if one can foresee the possibility of harm" (OCCWG, 1997, S. 672).

Bei diesen beiden Grundüberzeugungen übertriebener Verantwortlichkeit handelt es sich eher um verzerrte Realitätswahrnehmungen, die sich nicht in den *irrational Beliefs* der REVT wiederfinden. Zumindest spielen solche kognitiven Schemata, die eher Schätzfehler gegenüber der Realität sind, in der REVT keine große Rolle. Derartige Einschätzungen fasst die REVT häufig unter dem Begriff der „Inferenzen" (Yankura & Dryden, 1994, S. 30, Übers. v. Verf.) zusammen. Sie treten als „Selbstverbalisationen" (Ellis, 1997, S. 13) oder *inneres Selbstgespräch* ins Bewusstsein und bilden für die REVT die *Kognitionsoberfläche,* sind nicht Teil einer tieferen Struktur aus Überzeugungen.

Entsprechend wird empfohlen, nicht beständig die Genauigkeit der situationsnahen Beschreibungen und Interpretationen einer Klient*in zu überprüfen, sondern sie zeitlich begrenzt als korrekt anzunehmen, um die damit verbundenen Grundüberzeugungen zu identifizieren – denn allein diese werden als zentral verantwortlich für die emotionalen Reaktionen angesehen. Dies gilt als von der REVT präferiertes *elegantes Disputieren,* während die Beschäftigung der Beck'schen Kognitiven Therapie mit oberflächlichen situativen Kognitionen als zwar manchmal sinnvoll, aber im Grunde als *inelegant* bewertet wird.

Die Beck'sche KT ist daher besser vorbereitet für die Auseinandersetzung mit diesen beiden Überzeugungen übertriebener Verantwortlichkeit. Die Einflussüberschätzung findet sich in der Beck'schen Kognitiven Therapie dabei unter dem Stichwort *Personalisierung:* "The client who personalizes assumes full responsibility for events and outcomes in which responsibility is actually shared, without taking into account all of the factors that contribute to the outcome" (Egan, Wade, Shafran & Antony, 2014, S. 168). Interventionen richten sich bei Personalisierungen in der KT darauf, den Anteil am Einfluss auf ein negatives Ergebnis realistischer einzuschätzen. Dies wird als *Reattribuierung* bezeichnet. Es geht darum, die Ursache für ein negatives Ereignis nicht bei sich allein zu suchen, sondern alle Einflussquellen zu berücksichtigen: "Reattribution is a cognitive restructuring technique in which clients learn to consider many explanations for why an event occurred, rather than focusing exclusively (and incorrectly) on something being wrong with them or what they did." (Wenzel, 2018, S. 329)

5. Übertriebene Verantwortung und REVT – ein Fazit

Übertriebene Verantwortlichkeit ist ein wichtiger transdiagnostischer Faktor, der zu vielfältigen psychischen Problemen beiträgt. Jedes Therapieverfahren sollte daher dafür Behandlungsangebote machen können.

Prinzipiell scheint die REVT gut geeignet, übertriebene Verantwortlichkeit und ihre fünf Kernüberzeugungen therapeutisch zu bearbeiten. Gerade ihr differenziertes Verständnis von *Demandingness* (DEM) und *Awfulizing* (AWF) bietet hierfür einen Vorteil gegenüber anderen Therapieverfahren. Einige Anpassungen der REVT sind allerdings notwendig, um die komplette kognitive Architektur übertriebener Verantwortlichkeit erreichen zu können. Sie betreffen vor allem die Aufnahme einer utilitaristischen Ethik, der es nicht um Regeleinhaltung, sondern Schadensverhinderung geht. Noch mehr wird ein Einlassen auf *unelegantes Disputieren* nötig sein, denn zumindest zwei Kernüberzeugungen übertriebener Verantwortlichkeit (und auch die Sorgenketten beim Verantwortungskatastrophisieren) bilden eher Realitätsverzerrungen, die nicht in den Grundüberzeugungen der REVT vertreten sind.

Kann umgekehrt das Konzept übertriebener Verantwortlichkeit von den Überlegungen der REVT zu Moral und Verantwortung profitieren? Ich denke schon. Das Konzept vernachlässigt die in der REVT erwähnte deontologische Ethik von Regeleinhaltung und Regelbruch, die aber sicherlich im Alltag von vielen Menschen auch heute eine wichtige Rolle spielt. Es ist wichtig, sich nicht allein auf eine utilitaristische Ethik in den kognitiven Überzeugungen zu beschränken. Vor allem ist aber der Hinweis auf personale Abwertung (D) bei Schuldfragen wichtig. Dass eine Person sich Vorwürfe macht, wenn sie in einen Schaden verwickelt ist, scheint derart selbstverständlich, dass es eigentlich überrascht, personale Abwertungen nicht im Konzept übertriebener Verantwortlichkeit wiederzufinden. Letztlich können also beide Seiten von einer näheren Beschäftigung miteinander gewinnen.

Literatur

Bayertz, K. (2004). *Warum überhaupt moralisch sein?* München: C. H. Beck.

Bayertz, K. (1995). Eine kurze Geschichte der Herkunft der Verantwortung. In K. Bayertz (Hrsg.), *Verantwortung. Prinzip oder Problem?* (S. 3–71). Darmstadt: Wissenschaftliche Buchgesellschaft.

Beck, J. G., Jacobs-Lentz, J., Jones, J. M., Olsen, S. A. & Clapp, J. D. (2014). Understanding post-trauma cognitions and beliefs. In L.A. Zoellner & N.C. Feeny (Eds.), *Facilitating resilience and recovery following trauma* (pp. 167–190). New York: Guilford.

Burns, D. D. (1980). *Feeling good. The new mood therapy.* New York: Signet.

David, D., Lynn, S. J. & Das, L. S. (2013). Self-acceptance in Buddhism and psychotherapy. In M. E. Bernard (Ed.), *The strength of self-acceptance. Theory, practice and research* (pp. 19–38). New York: Springer.

Dryden, W. (2003). "The cream cake made me eat it": An introduction to the ABC theory of REBT. In W. Dryden (Ed.). *Rational emotive behaviour therapy. Theoretical developments* (pp. 1–21). Hove: Brunner-Routledge.

Dryden, W. (2016). *Attitudes in rational emotive behaviour therapy. Components, characteristics and adversity-related consequences.* London: Rationality Publications.

Dryden, W. & Neenan, M. (2006). *Rational emotive behaviour therapy. 100 key points & techniques.* Hove: Routledge.

Egan, S. J., Wade, T. D., Shafran, R. & Antony, M. M. (2014). *Cognitive-behavioral treatment of perfectionism.* New York: Guilford.

Ellis, A. (1997). *Grundlagen und Methoden der Rational-Emotiven Verhaltenstherapie.* München: Pfeiffer.

Ellis, A. (2010). *All out! An autobiography* (with Debbie Joffe Ellis). New York: Prometheus Books.

Ellis, A. & Hoellen, B. (1997). *Die Rational-Emotive Verhaltenstherapie – Reflexionen und Neubestimmungen.* München: Pfeiffer.

Ellis, A. & MacLaren, C. (1998). *Rational emotive behavior therapy. A therapist's guide.* Atascadero: Impact Publishers.

Fraser, K. J. (2013). *Thought-action fusion and inflated responsibility in psychopathology.* Dissertation. Verfügbar unter: https://researcharchive.vuw.ac.nz/xmlui/bitstream/handle/10063/3076/thesis.pdf?sequence=2 [13.12.2023].

Gesang, B. (2022). *Darf ich das oder muss ich sogar? Die Philosophie des richtigen Handelns.* Berlin: J. B. Metzler.

Gilbert, P. (2010). *Compassion focused therapy.* London: Routledge.

Hayes, S. C., Strosahl, K. D. & Wilson, K. G. (2004). *Akzeptanz und Commitment Therapie. Ein erlebnisorientierter Ansatz zur Verhaltensänderung.* München: CIP-Medien.

Heidbrink, L. (2007). *Handeln in der Ungewissheit. Paradoxien der Verantwortung.* Berlin: Kulturverlag Kadmos.

Jones, M. & Rakovshik, S. (2019). Inflated sense of responsibility, explanatory style and the cognitive model of social anxiety disorder: A brief report of a case control study. The Cognitive Behaviour Therapist, 12, Article e19. Verfügbar unter: https://doi.org/10.1017/S1754470X19000047 [13.12.2022].

Lakatos, A. & Reinecker, H. (1999). *Kognitive Verhaltenstherapie bei Zwangsstörungen. Ein Therapiemanual.* Göttingen: Hogrefe.

Lammers, C.-H. (2017). *Therapeutische Beziehung und Gesprächsführung.* Weinheim: Beltz.

Mancini, F. & Gangemi, A. (2021). Deontological and altruistic guilt feelings: A dualistic thesis. *Frontier in Psychology. HYPOTHESIS AND THEORY,* published: 22 June 2021, doi:10.3389/fpsyg.2021.651937

OCCWG (1997). Cognitive assessment of obsessive-compulsive disorder. *Behaviour, Research, and Therapy, 35,* 667–681.

Pozza, A. & Dèttore, D. (2014). Are inflated responsibility beliefs specific to OCD? Meta-analysis of the relations of responsibility to OCD, anxiety disorders, and depression symptoms. *Clin Neuropsychiatry, 11,* 170–181.

Rachman, S. (1993). Obsessions, responsibility and guilt. *Behaviour Research and Therapy, 31,* 149–154.

Rachman, S. & Shafran, R. (1999). Cognitive distortions: Thought-action fusion. *Clinical Psychology & Psychotherapy, 6,* 80–85.

Salkovskis, P., Shafran, R., Rachman, S. & Freeston, M. H. (1999). Multiple pathways to inflated responsibility beliefs in obsessional problems: Possible origins and implications for therapy and research. *Behaviour Research and Therapy, 37,* 1055–1072.

Schmidt, I. (2021). *Die Kraft der Verantwortung. Über eine Haltung mit Zukunft.* Hamburg: Edition Körber.

Schröder, W. (2005). *Moralischer Nihilismus. Radikale Moralkritik von den Sophisten bis Nietzsche.* Stuttgart: Reclam.

Schwartz, D. (2012). Grundbegriffe der REVT. Awfulizing – ein Update. *Zeitschrift für Rational-Emotive & Kognitive Verhaltenstherapie, 23,* 57–68.

Schwartz, D. (2008). *Gefühle im Gespräch. Wie Emotionen unsere Kommunikation beeinflussen.* München: mvg Verlag.

Spitzer, N. (2015). Grundlagen der REVT: Demandingness (DEM)/Absolutistisches Fordern. *Zeitschrift für Rational-Emotive & Kognitive Verhaltenstherapie, 26,* 51–63.

Spitzer, N. (2023). *Übertriebene Verantwortlichkeit und psychische Störungen.* Berlin: Springer.

Still, A. & Dryden, W. (2012). *The history and philosophical context of rational psychotherapy. The Legacy of Epictetus.* London: Karnac.

Sugiura, Y. & Fisak, B. (2019). Inflated responsibility in worry and obsessive thinking. *International Journal of Cognitive Therapy, 12,* 97–108.

Trafford, A. (2016). *What you see is what you do: Imagery and the moral judgements of individuals with OCD.* Dissertation. Verfügbar unter: https://pure.royalholloway.ac.uk/portal/files/26927747/2016 traffordadclinpsy.pdf [13.12.2023].

Van Oppen, P. & Arntz, A. (1994). Cognitive therapy for obsessive-compulsive disorder. *Behaviour Research and Therapy, 32,* 79–87.

Wenzel, A. (2018). Cognitive Reappraisal. In S. C. Hayes & S. G. Hofmann (Eds.), *Process-based CBT. The science and core clinical competencies in cognitive behavioral therapy* (pp. 325–338). Oakland, CA: Context Press.

Yankura, J. & Dryden, W. (1994). *Albert Ellis. Key figures in counselling and psychotherapy.* London: Sage Publications.

REI – die vielseitige Imaginationstechnik der REVT

Ursula Richter

In diesem Beitrag soll veranschaulicht werden, dass die Rational-Emotive Verhaltenstherapie viele Möglichkeiten bietet, Imagination kreativ und erfolgreich einzusetzen.

Imaginationstechniken sind in der Psychotherapie auf vielfältige Weise im Einsatz (Hackmann, Bennett-Levy & Holmes, 2012). Ebenso ist „die Arbeit auf der Vorstellungsebene seit jeher Bestandteil der Psychotherapeutischen Praxis in allen Therapierichtungen" (Kirn, Echelmeyer & Engberding, 2009, S. V). Bereits Ellis (Ellis & Joffe Ellis, 2012) und Maultsby (1984) haben sie frühzeitig als gut strukturiertes Verfahren entwickelt, das sich insbesondere zur emotionalen Disputation irrationaler Überzeugungen eignet.

Wie andere Imaginationstechniken ist auch die REI vielseitig einsetzbar (Richter, 2017) und kann deswegen je nach spezifischer, diagnostischer oder therapeutischer Zielsetzung planvoll angewendet werden.

Es sollen im Folgenden wichtige Eigenschaften der REI zusammengefasst werden, um dann verschiedene Einsatzmöglichkeiten der REI mit ihren Möglichkeiten und Variationen genauer in den Blick nehmen zu können.

1. Wichtige Eigenschaften der REI

- *Das Vorgehen in der REI ist gut strukturiert und gibt dadurch Orientierung für die Therapeut*in und Patient*in.*
  Das gut strukturierte Vorgehen der REI ist vielfach in der Literatur belegt (Dryden, 2001; Maultsby, 1984; Richter, 2017; Schwartz, 2011). Dies ist nicht nur für die anwendenden Therapeut*innen hilfreich, sondern gibt insbesondere auch den Patient*innen eine gute Orientierung bei der Durchführung der REI, beispielsweise im Rahmen der Hausaufgaben und später bei der Festigung der Therapieerfolge.
- *Durch eine gut angeleitete REI kann der „Innere Dialog" mit seinen irrationalen und rationalen Glaubenssätzen (iBs und rBs) expliziert werden.*
  In einer therapeutischen Sitzung wird zum Abschluss einer strukturiert durchgeführten REI regelmäßig erfragt, wie die Klient*in die Veränderung einer ungesunden Emotion in eine gesunde vollzogen hat (Ellis & MacLaren, 2015; Richter, 2017). Als Antwort wird darauf in der Regel von einem veränderten inneren und dennoch verbalisierten Dialog von der Patient*in berichtet. Auch eine zu diagnostischen Zwecken angeleitete REI führt

dazu, dass die Patient*in ihre Überzeugungen in Worte fasst. In einer kognitiven Therapie können erst durch eine Verbalisierung irrationale Glaubenssätze bearbeitet und gezielt verändert werden.

- *Die REI ist die emotive Disputation, die in Vorbereitung auf eine kognitive oder anstelle einer behavioralen Disputation von Glaubenssätzen durchgeführt werden kann.*
  Neben dem kognitiven Begreifen der eigenen Problembereiche sowie dem Wunsch nach Veränderung ist die Fähigkeit einer Patient*in unerlässlich, die eigenen Emotionen und Verhaltensweisen im Alltag konstruktiv zu steuern. In der Rational-Emotiven Verhaltenstherapie wird daher nicht nur auf die kognitive Disputation, sondern auch auf die behaviorale Disputation großen Wert gelegt. Jedoch gibt es oftmals für die Patient*innen entweder nicht ausreichend viele oder ausreichend geeignete Möglichkeiten zur behavioralen Disputation in vivo. Eine REI kann stattdessen so häufig durchgeführt werden, wie es zur Disputation und Einübung neuer, gesunder Überzeugungen, Gefühle und Verhaltensweisen sinnvoll und zielführend ist. Schwartz (2011, S. 105) schreibt: „Der Vorteil der Rationalen Vorstellungsübung besteht darin, dass Sie sich in rationaler Praxis üben können, auch wenn Sie für wirkliche Handlungen keine oder nicht genügend Gelegenheiten haben.“ Entsprechend können solche Vorstellungsübungen sowohl in Ruhe und gezielt geplant als auch durchgeführt werden. Verglichen mit In-vivo-Übungen benötigen diese emotiven Übungen zudem weniger Zeit.
- *Die REI eignet sich insbesondere zur Emotionsregulation und Bearbeitung sekundärer Emotionen (Symptomstress).*
  In der Regel sind die primären Emotionen sinnvolle Reaktionen auf ein widriges Ereignis (Ellis et al., 2012). Erst durch die negative Bewertung dieser (meist gesunden) Emotionen wird ein zweites ABC entwickelt. Die daraus entstehende sekundäre Emotion ist maladaptiv. Darum lohnt es sich, wenn Patient*innen lernen, ihr primäres Gefühl auszuhalten, näher zu erforschen und, falls nötig, ein maladaptives primäres Gefühl in ein adaptives Gefühl umzuwandeln. Dann erübrigt sich die Problematik des Symptomstresses quasi von allein (Richter, 2020).

2. Drei Beispiele für die Einsatzmöglichkeiten in der Praxis

2.1 REI – Emotionsregulation durch Emotionen

In Therapie und Beratung arbeiten wir oft mit Menschen, die außerordentlich intensive Gefühle verspüren. Dies gilt nicht nur für Patient*innen mit PTBS, Borderline- und Angsterkrankung. Auch bei ärgerbezogenen Störungen und ADHS spielen intensive Gefühle eine zentrale Rolle bei Entstehung, Aufrechterhaltung sowie dem Erfolg der Therapie (Steffgen, de Boer & Vögele, 2014). Insbesondere Patientinnen haben mir oft gesagt, dass es für sie wichtig ist, Gefühle zu spüren: Erst durch das Erleben von Gefühlen – ganz gleich welcher Art – erleben sie sich als lebendig. Ungeachtet ihrer Geschlechtsidentität ist es für alle Personen problematisch, wenn sie, durch die eigenen Gefühle überfordert, nicht mehr in der Lage sind, ihre Handlungen selbstbestimmt zu steuern. Hier hat sich das binäre Emotionsmodell der REVT und ihre Technik REI als besonders elegant einsetzbar erwiesen.

Fallbeispiel 1

Frau E. war längerfristig erkrankt und bezog neben ihrem Krankengeld aufstockend ALG II. In der Einzelberatung wurde deutlich, dass sie immer wieder von heftigem Ärger so sehr überschwemmt wurde, dass sie zu selbstschädigenden Verhaltensweisen neigte (z. B. unüberlegtes Kündigen ihrer Mietwohnung, ausfällige Bemerkungen gegenüber der eigenen Tochter). Wenn sie wegen ihren, durch Ärger induzierten Verhaltensweisen heftige Schuldgefühle entwickelte, brachte sie sich zudem selbst Verletzungen bei.

Als Frau E. dieses Muster in der Beratung deutlich wurde, fasste sie den Entschluss, dass sie lernen wollte, ihren Ärger zu regulieren. Sie erzählte der Therapeutin, dass sie schon so oft versucht habe, ihn zu unterdrücken, und dass ihr das einfach nicht gelinge. Sie bezeichnete sich deswegen als Versagerin und wertete sich ab. So entwickelte sie neben einem in den jeweiligen Situationen nachvollziehbaren Ärger zusätzlich mächtige Schuld- und Schamgefühle als Symptomstress. Die daraus entstandene Depression raubte ihr wiederum die Kraft, ihre Probleme konstruktiv anzugehen.

Die Therapeutin erarbeitete mit Frau E. zunächst, inwieweit Ärger eine angemessene und hilfreiche Reaktion sein könnte in den verschiedenen Situationen, in denen sie ihn erlebte.

Frau E. wählte für diese REI ein Erlebnis mit einer Jobcentermitarbeiterin, von der Frau E. unberechtigterweise abgewiesen und ans Sozialamt verwiesen worden war. Als Frau E. in der Imaginationsübung mit ihrem Ärger in Kontakt kam, konnte sie deutlich zwei unterschiedliche Formen von Ärger spüren. Sie beschrieb, dass sie zwischen einer heftigen Wut und einem deutlich weniger mächtigen Ärger hin und her pendelte. Die heftige Wut ließ sich von Frau E. zunächst weder beruhigen noch steuern und verursachte einen sehr starken Handlungsimpuls. Frau E. beschrieb, dass sie in der Realität wutentbrannt aus der Situation geflohen war, die Tür zugeknallt hatte und sich vornahm, weder beim Jobcenter noch beim Sozialamt irgendeinen Antrag auf soziale Leistungen zu stellen. Dieses Geld fehlte Frau E. dann für die Miete. In diesem Zusammenhang kam es zu einer weiteren Auseinandersetzung, bei der Frau E. ihre Wohnung mündlich bei ihrer Vermieterin kündigte.

Als die Therapeutin Frau E. aufforderte, die jeweiligen Gedanken in Worte zu fassen, die ihr bei den beiden verschiedenen Gefühlen im Kopf herumgingen, antwortete Frau E. zum Gefühl der heftigen Wut: „Das ist eine Unverschämtheit, dass die Jobcentermitarbeiterin mich zum Sozialamt schickt! So darf die mit mir nicht umgehen! Ich bin doch kein Sozialfall!“ Bei diesen Gedanken ist nicht verwunderlich, dass Frau E. weder zum Sozialamt gegangen ist, um aufstockende Sozialhilfe zu beantragen, noch in der Lage war, mit der Jobcentermitarbeiterin konstruktiv weiterzuverhandeln.

Beim Gefühl des Ärgers äußerte Frau E. die Gedanken: „Ich möchte mich nicht abweisen lassen. Ich brauche das Geld für meine Miete und ich will für meine Rechte einstehen." Diese Bewertungen sind eher geeignet, um zielführende Verhaltensweisen zu unterstützen.

Die Therapeutin konnte nach dieser REI mit Frau E. besprechen, dass sie ihre Emotion des angemessenen Ärgers nutzen kann, um zielführende Verhaltensweisen zu entwickeln und in die Tat umzusetzen. Der angemessene Ärger mit seinen nachfolgenden Handlungsimpulsen und zielführenden Verhaltensweisen sind ein guter Schutz vor unangemessener Wut, die kaum gesteuert werden und selbstschädigende Verhaltensweisen nach sich ziehen kann.

In den folgenden Sitzungen lernte Frau E. in weiteren Imaginationsübungen, wie sie ungesunde, maladaptive Gefühle von gesunden, adaptiven Gefühlen unterscheiden und wie sie maladaptive in adaptive Gefühle umwandeln kann.

2.2 REI als Technik der Selbsthilfe

Gefühle sind nicht per se therapiebedürftig. Dennoch ist es hilfreich, die eigenen Gefühle adäquat steuern und nutzen zu können. Sowohl im Beruf als auch im Privatleben bestimmen Gefühle die zwischenmenschliche Kommunikation. Sie sind damit bei der Bewältigung von herausfordernden Situationen auch entscheidend für Erfolg oder Misserfolg. Viele Führungskräfte setzen hier auf die Methode des Positiven Denkens, das jedoch einige Nachteile mit sich bringt. Die Autoren des Selbsthilfebüchleins *Coach Dich!* empfehlen stattdessen rationale Bewertungen zu entwickeln und diese durch REI einzuüben (Ellis, Schwartz & Jacobi, 2004).

Fallbeispiel 2

Frau B. war seit Kurzem stellvertretende Schulleiterin einer kleinen privaten Schule. Neben ihrem Unterricht war sie auch für verschiedene Projekte und deren Finanzierung zuständig. Dabei konnte sie auf keinerlei Erfahrungswerte aus ihren früheren Tätigkeiten zurückgreifen. Schon bald merkte sie, wie sie Angst bekam, dass sie ihre Aufgaben nicht erfüllen und vollumfänglich scheitern könnte. Sie glaubte, dass sie dann von ihren Kolleginnen als Versagerin gesehen und abgelehnt werden würde.

Frau B. hatte schon einige eigene Erfahrung mit der Anwendung der REI sammeln können, die sie nun zur Selbsthilfe nutzte: Sie suchte sich einen ruhigen, ungestörten Ort, machte zur Einstimmung eine Entspannungsübung und stellte sich dann vor, wie sie tatsächlich bei den Aufgaben scheiterte. Gleichzeitig konzentrierte sie sich auf die Bewertung, dass sie sich auch dann selbst als Person respektierte und akzeptierte, wenn sie in ihren Aufgaben scheiterte. Sie sagte sich in der REI, dass das Scheitern zwar sehr unangenehm ist und sie sich sehr wünscht, alle Aufgaben zu bewältigen, aber dass es zum Menschsein eben auch dazugehört, dass man versagen kann.

Der Erfolg dieser REI war, dass Frau B. sich nicht durch ihre Versagensängste beeindrucken und lähmen ließ, sondern sich voll und ganz auf ihre Aufgaben konzentrieren konnte. Für den Erfolg war es erforderlich, dass Frau B. diese Vorstellungsübung regelmäßig wiederholte. Tatsächlich konnte sie alle Anforderungen relativ gut bewältigen.

Frau B. konzentrierte sich auf die Umwandlung der ungesunden Angst in gesunde Sorge. Die ungesunde Angst hätte sie gehindert, offen mit ihrer Schulleiterin die Probleme bei den jeweiligen Projekten zu besprechen. Die gesunde Sorge hielt die Motivation aufrecht, sich für das Gelingen der Projekte zu engagieren.

2.3 Elemente der Hypnosetherapie innerhalb der angeleiteten REI

In einer angeleiteten REI kann gezielt und direkt an einer Veränderung auf der Gefühlsebene gearbeitet werden. Dabei kann es sich lohnen, gerade bezüglich der Sprache und der Einbeziehung der körperlichen Ebene von den Erkenntnissen und Regeln der Hypnosetherapie zu lernen. Wie bei der Hypnosetherapie ist auch bei der REI die emotionale Erfahrung ein starkes therapeutisches Element, mit dem irrationale Glaubenssätze korrigiert, unangemessenes Verhalten geändert und körperliche Reaktionen beeinflusst werden können (Bongartz & Bongartz, 2000).

Eine weitere Ähnlichkeit ist die besondere Verantwortung der Therapeut*in für die Patient*in. Sie muss darauf achten, dass sie wirklich die Persönlichkeit und die Bedürfnisse der Patient*in respektiert und sie dabei unterstützt, ihren persönlichen Lösungsweg hin zu psychischer Stabilität und innerer Gesundung zu finden. Damit die Therapeut*in weder die Patient*in manipuliert noch in eine Richtung drängt, die nicht zur Patient*in passt, ist es wichtig, bei der Vorbereitung der REI besonders genau auf die Wortwahl sowie die präzisen Abläufe und Gedankengänge bei der Besprechung der Szene zu achten, die in der REI bearbeitet werden soll.

Im folgenden Beispiel soll nun anschaulich gemacht werden, wie offene Formulierungen, Ansprechen körperlicher Reaktionen sowie direkte und indirekte Suggestionen auch in der REI Anwendung finden können.

Fallbeispiel 3

Frau S. war alleinerziehende Mutter zweier Mädchen im Alter von 10 und 12 Jahren. Sie kam nach einer Mutter-Kind-Kur in die Beratung. Ihr war äußerst wichtig, zu beiden Kindern eine gute Beziehung zu pflegen und ihren Kindern viel Halt und Unterstützung zu geben. Die jüngere Tochter Kim (Name geändert) zeigte deutliche Probleme im emotionalen (Ängste und Depressionen) und schulischen Bereich: die Versetzung war zum wiederholten Mal gefährdet. Die ältere Tochter Anna (Name geändert) zeigte sich der Mutter gegenüber immer distanzierter und ablehnender.

In der Beratung wurde deutlich, dass Frau S. kaum erkennen konnte, wie ihre eigenen Gefühle, beispielsweise ihre Ängste um die Töchter und die Wut auf deren Vater, ihre Kommunikation mit ihren Kindern beeinflusste. Sie hatte zunächst wenig Zugang zu den eigenen Emotionen und konnte diese nicht aktiv steuern. Frau S. hatte der Therapeutin bereits verschiedene Situationen beschrieben, in denen Konflikte mit ihren Kindern eskalierten. Die Therapeutin war daher gut vertraut mit den Gedanken, Werten, Motiven und Zielen der Klientin und bot ihr eine angeleitete REI an. Frau S. war neugierig und willigte gerne ein.

Wie andere REVT-Therapeut*innen auch (Schwartz, 2011) leitete die Therapeutin die REI mit einer Entspannungsübung ein. In der Praxis hatte sie feststellen können, dass es dann den Klient*innen deutlich leichter fällt, neue Bewertungen zu finden und ihre ungesunden Gefühle in gesunde umzuwandeln.

Nach der Entspannungsübung forderte die Therapeutin Frau S. auf, sich in eine schwierige Situation mit ihrer Tochter Kim hineinzuversetzen, in der sie einen heftigen Konflikt mit ihr austrug. Dabei sollte sie ihre Emotion zunächst genau wahrnehmen und erforschen. Schnell geriet Frau S. in emotionale Erschütterung und spürte ihre massive Angst um Kim, da sie deutliche suizidale (verbale und behaviorale) Signale an ihrer Tochter wahrzunehmen glaubte.

Als dann die Therapeutin die Klientin bat, nun ihr ungesundes Angstgefühl in eine gesunde Sorge zu verwandeln (Richter, 2020), zeigte deren Körperausdruck, dass sie immer tiefer in die Angst hineingeriet und nicht in der Lage war, ein adaptives Gefühl ohne Hilfe von außen zu entwickeln.

Deswegen war es hier angemessen, zunächst durch direkte (und später auch durch indirekte) offen formulierte Suggestionen (Bongartz & Bongartz, 2000) Frau S. Hilfestellung und Anregung zu geben, adaptive Gefühle zu entwickeln und zu erleben. Die Sitzung wurde aufgenommen und transkribiert und ist in folgender Tabelle ausschnittsweise wiedergegeben:

Turn	Sprecherin	Transkript	Erläuterungen
T 20	Therapeutin:	Sie denken daran, dass Sie Ihre Tochter Kim lieben und nicht möchten, dass sie sich etwas antut. Ihre Sorge lässt Sie aufmerksam sein, sodass Sie im rechten Moment helfen können, wenn es darauf ankommt. (Pause)	Frau S. scheint weiterhin in ihrer Angst so gefangen zu sein, dass sie über rationale Gedanken nicht erreichbar ist. Hier kann über körperliches Erleben von Entspannung der Patientin Hilfestellung gegeben werden, sich auf neue adaptive Bewertungen einzulassen.
T 21	Therapeutin:	Achten Sie nun auf Ihren Atem. Spüren Sie, wie Ihr Atem sanft durch die Nase einströmt und durch den Mund ausströmt. Sie spüren nun vielleicht, wie sich Ihre Muskeln entspannen. Und die beginnende Entspannung führt zu einer angenehmen Änderung der Atmung und des ganzen Körperempfindens.	Suggestionen/Ansprechen des Körperempfindens (Frau S. beginnt, sich zu entspannen.)
T 22	Therapeutin:	Das zunehmende Gefühl einer inneren Ruhe kann sich nun bei Ihnen einstellen, sodass Sie langsam bereit werden, das Gefühl der Sorge um Ihre Tochter zulassen zu können. Dieses Gefühl der Sorge nimmt Sie nicht vollständig in Beschlag, sondern lässt viel Raum für Liebe und Zuversicht. (Pause)	Binäres Emotionsmodell in den Suggestionen

Turn	Sprecherin	Transkript	Erläuterungen
T 23	Therapeutin:	Und die beginnende Entspannung führt zu einer angenehmen Leichte oder Schwere der Arme und Beine. Möglicherweise können Sie die Veränderung Ihres Gefühls auch in Brust und Bauchraum verspüren und langsam merken, dass Sie neue Gedanken in sich wahrnehmen und das Gefühl der Sorge auch viel Platz für Liebe und Hoffnung lässt. Und bald werden Sie dazu bereit, das Gefühl der Angst in ein Gefühl der Sorge umzuwandeln. Ein Gefühl der Sorge macht sich langsam in Ihnen bemerkbar, das Sie in die Lage versetzt, Ihre Tochter anzunehmen, wie sie ist, und ihr da zu helfen, wo es für eine Mutter möglich ist. [...]	Offene Formulierungen Frau S. kann sich auf diese Interventionen gut einstellen. Sie wirkt zunächst sehr konzentriert, im Verlauf der Suggestionen wird insbesondere ihre Mimik entspannter. Das binäre Emotionsmodell wird in die Suggestionen eingeflochten. Ebenso werden rationale Bewertungen angeboten.
T 28	Therapeutin:	Spüren Sie, wie sich Ihr Gefühl verändert hat?	
T 29	Frau S.:	Ja, irgendwie ist es anders – leichter. Ich fühle mich nicht mehr so fürchterlich. Die Sorge ist nicht weg, aber sie fühlt sich nicht mehr so schrecklich an.	

Turn	Sprecherin	Transkript	Erläuterungen
T 30	Therapeutin:	Gut. Bleiben Sie noch eine Weile in diesem neuen Gefühl. Spüren Sie deutlich, wie es sich anfühlt und stellen Sie sich vor, wie Sie aus diesem Gefühl der Sorge mit Ihrer Tochter sprechen.	
T 31	Therapeutin:	Nun kommen Sie in Ihrem eigenen Tempo mit Ihren Gedanken wieder zurück in diesen Raum und öffnen Sie die Augen.	Frau S. öffnet langsam die Augen.
T 32	Therapeutin:	Wie geht es Ihnen nun?	

Frau S. berichtete, dass sie sich nun nicht mehr so blockiert fühlte und dass sie durch dieses neue Gefühl bestärkt wurde, konstruktiv mit ihrer Tochter zu kommunizieren. In der Vorstellung gelang es ihr gut, sich Kim zuzuwenden und sie zu unterstützen. Die Hilflosigkeit und Verzweiflung wirkten sich nicht mehr lähmend auf das Verhalten von Frau S. aus. Sie konnte konstruktive Bewertungen finden und war sehr motiviert, ihrer Tochter weiterhin zur Seite zu stehen, ohne sich selbst dabei aufzugeben.

Dieses Beispiel zeigt, dass es zielführend sein kann, wenn sich eine REVT-Therapeut*in auch durch andere Therapierichtungen inspirieren lässt, sofern es bei der jeweiligen Patient*in und Therapiesituation begründet und zielführend ist. Dabei ist festzuhalten, dass eine REVT-Therapeut*in Methoden anderer Therapierichtungen umso flexibler und zielführender in eine REI integrieren kann, je sicherer sie die Grundlagen der REVT beherrscht.

3. Fazit

Zusammenfassend lässt sich sagen, dass sich die REI als wirksame Möglichkeit erweist, mentale Bilder auch in der REVT auf vielfältige Weise einzusetzen. Da die Wirksamkeit des Einsatzes mentaler Bilder in der Psychotherapie gut belegt ist (Schwarz, Grasmann, Schreiber & Stangier, 2020), sollte die emotive Form der Disputation und die Möglichkeit zum inneren Erleben im Rahmen einer REI gerade auch in der Kognitiven Verhaltenstherapie einen wichtigen Platz einnehmen.

Literatur

Bongartz, W. & Bongartz, B. (2000). *Hypnosetherapie* (2., korrig. Aufl.). Göttingen: Hogrefe.

Dryden, W. (2001). *Reason to change*. London, New York: Routlege.

Ellis, A. & Joffe Ellis, D. (2012). *Rational-Emotive Verhaltenstherapie*. München/Basel: Ernst Reinhardt.

Ellis, A. & MacLaren, C. (2015). *Rational-Emotive Verhaltenstherapie*. Paderborn: Jungfermann.

Ellis, A., Schwartz, D. & Jacobi, P. (2004). *Coach Dich!* Würzburg: Hemmer/Wüst.

Hackmann, A., Bennett-Levy, J. & Holmes, E. (2012). *Imaginationstechniken in der Kognitiven Therapie*. Weinheim: Beltz.

Kirn, T., Echelmeyer, L. & Engberding, M. (2009). *Imagination in der Verhaltenstherapie*. Berlin: Springer.

Maultsby, M. C. Jr. (1984). *Rational behavior therapy*. Upper Saddle River: Prentice Hall.

Richter, U. (2017). Einsatz Rational Emotiver Imagination (REI) in der täglichen Beratungspraxis: Theoretische Überlegungen und praktische Beispiele. *Zeitschrift für Rational-Emotive & Kognitive Verhaltenstherapie, 28,* 42–72.

Richter, U. (2020). Der Einsatz des binären Emotionsmodells der REVT in der Praxis einer Beratungsstelle. *Zeitschrift für Rational-Emotive & Kognitive Verhaltenstherapie, 30/31,* 33–55.

Schwartz, D. (2011). *Gefühle verstehen und positiv verändern*. München: CIP-Medien.

Schwarz, S., Grasmann, D., Schreiber, F. & Stangier, U. (2020). Mental imagery and its relevance for psychopathology and psychological treatment in children and adolescents. *International Journal of Cognitive Therapy, 13,* 303–327. https://doi.org/10.1007/s41811-020-00092-5

Seebauer, L. & Jacob, G. (2016). *Imaginative Techniken in der Psychotherapie*. Beltz Video-Learning (DVD).

Steffgen, G., de Boer, C. & Vögele, C. (2014). *Ärgerbezogene Störungen*. Göttingen: Hogrefe.

Ahörnchen, Behörnchen und Cehörnchen
Zur REVT mit Kindern und Jugendlichen

Johanna Schmid

Die Idee, REVT auch bei Kindern und Jugendlichen einzusetzen, ist bei Albert Ellis bereits sehr früh entstanden. So finden sich dazu schon in der 1957 erschienenen Erstausgabe von "How to live with a neurotic" einige Ausführungen über Kindererziehung (Ellis, 1975). In seinem Sinne sollte die Methode möglichst allen Menschen der Welt zugänglich sein. Ellis gründete daher im Jahr 1970 in New York eigens eine private Grundschule ("Living School"; Ellis, 1971; Ellis, 1973), in der Kinder parallel zum normalen Unterricht regelmäßig an die Grundsätze der REVT herangeführt wurden. Die Schüler*innen lernten hierbei, den Prinzipien der REVT enstprechend absolute Forderungen an sich, andere und die Welt aufzugeben und durch günstigere Gedanken zu ersetzen. Typische rigide, irrationale Überzeugungen sind beispielsweise: „Ich muss von allen Menschen gemocht werden – wenn nicht, ist das schrecklich", oder: „Das Leben muss immer fair und gerecht sein – Ungerechtigkeit kann ich nicht aushalten." Entsprechend flexible, rationale Denkalternativen wären: „Ich fänd' es wirklich toll, wenn mich jeder mag, aber nur weil es toll wäre, ist es leider nicht immer so, und es ist nicht schrecklich und keine Katastrophe, wenn ich nicht von jedem Menschen gemocht werde." Oder: „Ich hätte es gern immer fair und gerecht, aber nur weil ich es gern so hätte, ist es leider nicht immer so, und ich kann es aushalten, wenn das Leben mal nicht gerecht für mich ist."

Die Anwendung der REVT im pädagogischen Bereich wurde auch mit dem Begriff „Rational Emotive Erziehung" (REE; Ellis, 1971) beschrieben. Um die Anwendung der REE zu ermöglichen, wurden z. B. Lehrpersonen und Eltern/Erziehende von Psychologinnen und Psychologen in REE geschult. Das erste REE-Curriculum für eine New Yorker Elementary School wurde in den Jahren 1970 bis 1974 von William Knaus entwickelt und auch in die Living School des Albert Ellis Institute eingebracht (Knaus, 2006).

Dass REVT bzw. REE auch bei Kindern und Jugendlichen wirksam ist, konnte in mehreren Studien gezeigt werden. So zitiert Grünke (2004) drei Literatur-Reviews, die 23 (DiGiuseppe & Bernard, 1990), 46 (Hajzler & Bernard, 1991) und 10 (Watter, 1988) Einzeluntersuchungen berücksichtigen. Laut Grünke zeigten sich in circa 90 % der Studien signifikante Veränderungen der kindlichen Einstellungen in der erwünschten Richtung.

In diesem Beitrag soll auf den konkreten Einsatz der REVT im therapeutischen Setting mit Kindern und Jugendlichen eingegangen werden. Es gilt, je nach Entwicklungsstand, jungen Menschen die Grundlagen auf spielerische oder kreative Art näherzubringen. Dazu eignen sich besonders die Geschichten aus dem Buch „Fritzchen Flunder und Nora Nachtigall". In dem auf der US-amerikanischen Originalausgabe von Virginia Waters (1980) basierenden Märchenbuch werden sechs verschiedene rational-emotive Geschichten erzählt, jede mit einem anderen Schwerpunkt (Waters, Schwartz, Grünke & Gravemeier, 2003). Auf eine dieser Geschichten soll nun näher eingegangen werden.

1. Das ABC mit Kindern

Die Geschichte von Ahörnchen, Behörnchen und Cehörnchen greift das Thema „rationales Problemlösen" auf. Die drei kleinen Eichhörnchen können am Morgen eines Wintertages plötzlich den Weg zu ihren Futterverstecken nicht mehr bewältigen, weil eine riesige, endlose Schneemauer im Weg steht. Ein jedes Tier denkt, fühlt und verhält sich in dieser Situation anders: Behörnchen macht sich furchtbar wütend, indem es fordert, die Mauer dürfe nicht hier stehen und wie furchtbar ungerecht das sei. Es könne nicht ertragen, dass es jetzt keine Nüsse bekomme. Es rast schließlich vor Wut im Kreis herum, tritt gegen die Mauer und stößt mit dem Kopf dagegen, bis es ganz benommen wird. Cehörnchen macht sich dagegen selbst deprimiert und niedergeschlagen, indem es den Fehler bei sich selbst sucht und katastrophisiert. So sagt es zu sich, wie grauenvoll dieses Unglück doch sei, es sei das Schlimmste, was in seinem Leben jemals passieren könnte. Schließlich wirft es sich noch vor, dass es immer alles falsch macht; wie habe es nur denken können, dass es klug sei, die Nüsse in diesem Versteck aufzubewahren. Es wirft sich schließlich in den Schnee und weint bitterlich. Ahörnchen behält hingegen einen kühlen Kopf und steht somit symbolhaft für das flexible, rationale Bewerten der Situation. Es sagt zu sich, dass es wirklich unangenehm und dumm ist, wenn die Mauer nun im Weg steht, obwohl es doch so einen Hunger hat. Es bemerkt auch, dass die beiden anderen Eichhörnchen zu nichts mehr fähig sind, und beginnt, verschiedene Lösungsmöglichkeiten zu sammeln. An dieser Stelle der Geschichte werden die Lesenden dazu aufgefordert, selbst nachzudenken: Was würdest du tun? Ahörnchen sammelt einige Ideen und überzeugt schließlich die anderen, eine auszuprobieren. Zusammen schaffen sie es am Ende, zu ihren Nüssen zu kommen.

Diese Geschichte ist bestens geeignet, Kindern und Jugendlichen die Grundlagen der REVT näher zu bringen. Zum einen gelingt es anschaulich, den irrigen A-C-Schluss zu verdeutlichen: Die Schneemauer an sich führt nicht direkt zum Gefühl, sondern ein jedes Tier denkt, fühlt und verhält sich anders. Die Rolle von rigiden, irrationalen Gedanken und deren Auswirkung auf C verstehen Kinder so besonders einfach. Auch wird deutlich, wie die rigiden, irrationalen Bewertungen zu einem Verhalten führen, welches nicht mit unseren übergeordneten Zielen übereinstimmt, also überhaupt nicht zielführend ist. Wüten und Weinen führt Behörnchen und Cehörnchen nicht zu den Nüssen. Die flexible, nicht extreme, rationale Denkvariante bringt hingegen Ahörnchen dazu, handlungsfähig zu bleiben und ans Ziel zu kommen.

Des Weiteren erklärt die Geschichte anschaulich das Vorgehen des rationalen Problemlösens, orientiert an dem Schema von D'Zurilla und Goldfried (1971). Die Geschichte kann also zudem verwendet werden, um Kindern dieses Vorgehen zu verdeutlichen, es auf eigene Probleme der Kinder zu übertragen und deren Anwendung zu trainieren. Die Autor*innen orientieren sich an fünf Schritten, die in der vorgestellten Geschichte stellvertretend von Ahörnchen durchgeführt werden:

1. *Allgemeine Orientierung* (Identifizieren und Differenzieren des Problems): Es steht eine Schneemauer mitten im Weg, wir kommen nicht zu unseren Nüssen.
2. *Beschreiben des Problems*: Die Mauer ist scheinbar endlos und sehr hoch.
3. *Sammeln von Lösungen*: Ahörnchen zählt alle Dinge auf, die ihm einfallen, um an Futter zu kommen.
4. *Treffen einer Entscheidung, Durchführung der besten Alternative* sowie schließlich
5. *Überprüfung, ob das Ziel erreicht wurde.*

In der Therapiestunde sind die Kinder oft motiviert dabei, selbst zu überlegen, was die Eichhörnchen noch alles versuchen könnten, um an die Nüsse zu kommen. Die kreative Arbeit mit der Geschichte schafft eine lockere Atmosphäre und ist meiner Erfahrung nach gleichermaßen für den Einsatz mit Jugendlichen geeignet. Der Vorteil ist, dass zunächst nicht an einem eigenen Problem gearbeitet wird, sondern stellvertretend am Problem der Eichhörnchen. In einem zweiten Schritt oder in einer der nächsten Therapiestunden lässt sich dann übertragen, für welches Problem die Schneemauer vielleicht aktuell im Leben des Kindes/Jugendlichen stehen könnte. Gemeinsam kann schließlich herausgefunden werden, welche eigenen, möglicherweise irrationalen Bewertungen vorliegen.

Gleichermaßen bietet es sich mit jüngeren Kindern je nach Vorliebe an, die Eichhörnchen zu malen (oder die Vorlage auszumalen), auszuschneiden, aufzukleben, die jeweiligen Gedanken dazu zu schreiben oder die Geschichte mit Figuren/Handpuppen nachzuspielen.

2. Fritzchen Flunder, Nora Nachtigall und die Selbstwirksamkeit

In den restlichen Geschichten des Buches „Fritzchen Flunder und Nora Nachtigall" geht es um weitere rational-emotive Themen: Wir erfahren, wie Nora Nachtigall lernt, sich selbst zu akzeptieren, obwohl sie nicht so hübsch aussieht und nicht so schön singen kann wie ihre beiden Brüder. Ein rationaler Spatz flüstert ihr überzeugend ein, dass sie bestimmt viel besser singt, wenn sie nicht mehr so verzweifelt ist.

Anna Angustia versucht alles zu tun, um Fehler zu vermeiden. Dabei verhält sie sich aufgrund ihrer Angst, etwas falsch zu machen, so dysfunktional, dass am Ende der Geschichte jedes Kind versteht, dass man gar nicht perfekt sein kann. Die Kinder lernen zu akzeptieren, dass jeder Mensch Fehler macht und man aus Fehlern lernen kann.

Paul-Peter Pumpernickel tritt in Dialog mit seinem Phantom (hier stellvertretend für Wut). Das Phantom kommt immer dann, wenn er nicht das bekommt, was er meint, haben zu müssen. Das Erscheinen des Phantoms bewirkt, dass Paul-Peter einen roten Kopf bekommt, die Zähne fletscht und von den Mitschüler*innen und Eltern nicht mehr gemocht wird. Das Phantom offenbart sich Paul-Peter, weil es selbst einmal Urlaub machen möchte, und sagt ihm, wie er es durch Kontrolle und Veränderung seiner Gedanken (für immer) in den Urlaub schicken kann.

Der Fisch Fritzchen Flunder ist in der vierten Klasse der Fisch-Schwimmschule sitzen geblieben und denkt nun, er sei ein völlig dummer Fisch und ein Versager. Er will in den Ozean flüchten, damit seine Eltern nicht erfahren müssen, dass sie so einen Dummkopf als Sohn haben. Doch Fritzchen wird von einem Kraken gefangengenommen und fast verspeist. Durch einen Trick kann er sich gerade noch retten. Diesen Erfolg nutzt die Buckelwal-Dame Berta, um Fritzchen zu zeigen, dass er doch nicht immer alles falsch, sondern eben auch Dinge richtig macht. Fritzchen lernt außerdem von Berta, dass er zwar sein Verhalten bewerten kann, es aber wenig hilfreich für ihn ist, sich deswegen insgesamt als schlechten oder dummen Fisch zu bezeichnen.

Schließlich lernt Guido Glühwürmchen in der letzten Geschichte, dass er mit angenehmen und schönen Gedanken in sich selbst die Kraft finden kann, (weiter) zu glühen, also dass er selbst durch seine Art zu denken darauf Einfluss nehmen kann, sich glücklich zu fühlen.

3. Rat für Erwachsene

Der zweite Teil des Buches richtet sich explizit an die Erwachsenen. Die Arbeit mit Bezugspersonen ist in der Arbeit mit Kindern und Jugendlichen ein wichtiger Bestandteil. So wird in der therapeutischen Arbeit idealerweise auch das Bewertungssystem der Eltern mitbetrachtet und bearbeitet. Es gibt hierzu auch extra manualisierte Programme, z. B. von Bernard und Joyce (1984; vgl. hierzu auch Grünke, 2004). Aber auch Virginia Waters gestaltet in passender Weise den zweiten Buchabschnitt, indem verschiedene Themengebiete für Eltern verständlich aufbereitet werden. So können sich die Erwachsenen zum einen selbst hinterfragen, z. B. wie man der eigenen Ärger-Falle entkommen kann. Zum anderen finden sich konkrete Ideen dazu, wie Eltern z. B. die Frustrationstoleranz bei ihren Kindern verbessern können oder den Kindern beibringen können, ihr Leben aufzuhellen. Auch gibt es u. a. einen separaten Abschnitt zum Thema Akzeptanz, in dem erklärt wird, wie Eltern sich selbst und ihr Kind akzeptieren lernen.

4. Resümee: Fritzchen Flunder und Nora Nachtigall sind nach wie vor up to date

Obwohl das Buch in seiner englischsprachigen Originalausgabe bereits 44 Jahre alt und auch die deutsche Erstausgabe bereits vor 21 Jahren erschienen ist, lässt es sich im therapeutischen Kontext mit Kindern, Jugendlichen und deren Eltern nach wie vor gut einsetzen, um die Grundlagen der REVT zu verstehen. Es eignet sich, um den falschen A-C-Schluss zu erklären und die Rolle von irrationalen, rigiden, extremen Bewertungen auf unsere Gefühle und unser Verhalten zu verdeutlichen und nachzuvollziehen. Es unterstützt dabei, mithilfe der tierischen Figuren *flexible, nicht extreme, rationale Bewertungen zu finden, die dazu verhelfen, handlungsfähig zu bleiben bzw. sich zielführend verhalten zu können.* Die Geschichten bieten eine Grundlage, Kindern und Jugendlichen zu vermitteln, dass rigide, extreme, irrationale Gedanken zu ungesunden Gefühlen und flexible, nicht extreme, rationale Gedanken zu gesunden Gefühlen führen. Die mentale Gesundheit von Kindern und Jugendlichen kann so nachhaltig gestärkt werden.

Anzumerken ist, dass die aus der US-amerikanischen Originalausgabe übernommene Bebilderung der Geschichten zum Teil, wie ich finde, wenig ansprechend wirkt. Außerdem scheinen ein paar Formulierungen der Übersetzung heute nicht mehr zeitgerecht. Eine entsprechende Überarbeitung wäre sehr wünschenswert, da dieses sonst wertvolle REVT-Material für die Arbeit mit Kindern und Jugendlichen dadurch deutlich an Modernität gewinnen und sich so noch besser für den künftigen Einsatz in der praktischen Arbeit eignen würde.

Literatur

Bernard, M. E. & Joyce, M. R. (1984). *Rational-emotive therapy with children and adolescents: Theory, treatment strategies, preventive methods*. New York: Wiley.

DiGiuseppe, R. & Bernard, M. E. (1990). The application of rational-emotive theory and therapy to school-aged children. *School Psychology Review, 19,* 268–286.

D'Zurilla, T. J. & Goldfried, M. R. (1971). Problem solving and behavior modification. *Journal of Abnormal Psychology, 78,* 107–126.

Ellis, A. (1971). *An experiment in emotional education*. New York: Institute for Rational Living.

Ellis, A. (1973). *Emotional education at the living school*. New York: Institute for Rational Living.

Ellis, A. (1975). *How to live with a neurotic*. Hollywood, CA: Melvin Powers Wilshire Book Company.

Grünke, M. (2004). Die rational-emotive Verhaltenstherapie (REVT) und ihr möglicher Beitrag zu einer allgemeinen Kinder- und Jugendlichenpsychotherapie. In H.-P. Michels & R. Dittrich (Hrsg.), *Auf dem Weg zu einer allgemeinen Kinder- und Jugendlichenpsychotherapie* (S. 61–88). Tübingen: DGVT-Verlag.

Hajzler, D. J. & Bernard, M. E. (1991). A review of rational-emotive education outcome studies. *School Psychology Quarterly, 6,* 27–49.

Knaus, W. J. (2006). Rational emotive education past, present, and future. Verfügbar unter: http://www.rebtnetwork.org/essays/essay.html [23.06.2024].

Waters, V. (1980). *Rational stories for children*. New York: Albert Ellis Institute.

Waters, V., Schwartz, D., Grünke, M. & Gravemeier, R. (2003). *Fritzchen Flunder und Nora Nachtigall. Sechs Rational-emotive Geschichten zum Nachdenken für Kinder, mit Kommentaren und Interpretationshilfen für Eltern und Erzieher.* Bern: Huber.

Watter, D. N. (1988). Rational-emotive education: A review of the literature. *Journal of Rational-Emotive and Cognitive Behavior Therapy, 6,* 139–145.

Welten treffen aufeinander?!
REVT, Coaching und Organisationskultur

Petra Grüne

„Meine neue Teamleiterin spricht nicht mit mir", berichtet Andreas M., als er an seinen Arbeitsalltag in der neuen Firma denkt. „Sie schreibt mir alle Infos und Arbeitsaufträge per E-Mail." 2020 hat sich das Arbeitsleben aufgrund der Corona-Pandemie erheblich verändert. Andreas M. hatte bereits während der Stellensuche fast kein Unternehmen von innen gesehen und erlebt, sondern musste virtuell die Passung seiner Person zur neuen Firma testen. Ihm als IT-Experten kam dieses Vorgehen natürlich und an die aktuellen Bedingungen angeglichen vor. Aber nun wirkt er angestrengt und starr in seiner Mimik. Er hat versucht sein Problem zu lösen, die Teamleiterin möchte aber angeblich aus mangelnder Zeit weiterhin per E-Mail kommunizieren. Andreas M. kann dies nicht verstehen, denn er ist ein sehr sozialer und eloquenter Mensch. Aus seiner Sicht erhöht sich so der Bedarf an weiteren E-Mails enorm, da für Missverständnisse und Fehlinterpretationen Tür und Tor geöffnet sind. Im neuen Job arbeitet er fast ausschließlich im Homeoffice und kennt entsprechend die neuen Kolleg*innen kaum. Er fühlt sich isoliert, allein gelassen und frustriert. Wie kann Andreas M. nun geholfen werden? Das wird im weiteren Verlauf dieses Beitrags besprochen.

Die meisten Menschen, die wie Andreas M. arbeiten, sind in Organisationen angestellt. Viele verbringen sogar Jahrzehnte in ein und derselben Organisation. Diese Organisationen sind vielfältig und facettenreich: Wirtschaftsunternehmen und Non-Profit-Organisationen, Behörden, kommunale Einrichtungen wie Kitas und Schulen. Einen großen Unterschied macht es neben der Zuordnung zu einer Branche aus, ob es sich um eine große, mittelständische oder kleine Organisation handelt, da dies einen erheblichen Einfluss auf die Organisationskultur hat.

Bei einer großen Anzahl von Menschen entsteht ein Leidensdruck, der mit der Arbeit zu tun hat: mit den Kolleg*innen, Mitarbeiter*innen, Vorgesetzten, Kund*innen, mit Abläufen, Strukturen, Technik, Material oder mit sich selbst als arbeitender Person. Es kann Probleme mit wichtigen, nicht realisierten Anforderungen an einen gesundheitsförderlichen Arbeitsplatz geben. Dann können zum Beispiel digitale Arbeitsmittel entlastend wirken. Es können aber auch Belastungen durch Fehlinterpretationen von Informationen auftreten, wenn der Faktor Mensch nicht ausreichend berücksichtigt wird (Hacker, 2018; 2021). Ziel dieses Beitrags ist es, zu zeigen, wie Menschen mit Problemen bei der Arbeit in ihrer komplexen Organisationswelt unterstützt werden können. Dazu werden die Konzepte der REVT und Konzepte der Organisationskultur vorgestellt und miteinander verbunden.

1. REVT am Arbeitsplatz

Um ihre Probleme am Arbeitsplatz bewältigen zu können, brauchen die Menschen Methoden und Instrumente. Dazu bietet sich die Rational-Emotive Verhaltenstherapie (REVT) an. Warum das so ist, wird im Folgenden gezeigt.

Die REVT wurde von Albert Ellis entwickelt und 1957 zum ersten Mal in einem Buch von ihm vorgestellt, zunächst noch als Rational-Emotive Therapie (RET). Die Methodik hat damals schon den unterschiedlichsten Klient*innen geholfen. Auch Themen der Arbeitswelt flossen in die Therapiesitzungen ein. Ellis stellte fest, dass die REVT auch außerhalb des klinischen Kontextes einen guten und effizienten Beitrag leisten kann. Es ging ihm darum, die Menschen in ihrem Arbeitsleben zu unterstützen. In seinem Buch "Executive Leadership", das zum ersten Mal 1972 erschienen ist, beschreibt er drei persönliche Gründe, sich mit diesem Thema näher zu beschäftigen (Ellis, 1972). Erstens stellt er fest, dass er selbst als Führungskraft zwei Institute leitet: Er führt die Non-Profit-Organisationen "Institute for Rational Living, Inc." sowie das "Institute for Advanced Study in Rational Psychotherapy". Der zweite Grund ist, dass er Effizienz sehr schätzt und es für sehr ineffizient für jeden Menschen hält, sich selbst Schmerzen zuzufügen und sich unglücklich zu machen. Obwohl Effizienz für Führungskräfte ein wichtiges Thema und damit Handlungsziel ist, sind sie nach Ellis' Ansicht ihre eigenen emotionalen Probleme betreffend oft erstaunlicherweise ineffizient. Ihre Neigung zu rationaler und effektiver Problemlösung öffnet allerdings die Tür, erfolgreich mit ihnen mit der Methode der REVT zu arbeiten. So hat Ellis schon Seminare und Workshops für Führungskräfte durchgeführt. Drittens kommen viele Klient*innen mit beruflichen Problemen, denen mit der REVT geholfen werden kann.

Der erfolgreiche Einsatz der REVT an den unterschiedlichsten Arbeitsplätzen mit vielen verschiedenen Berufstätigen bewährte sich im Laufe der nächsten Jahrzehnte und wurde 1993 eindrucksvoll im *Journal of Rational-Emotive & Cognitive-Behavior Therapy* als Sonderthema "RET in the Workplace" zum ersten Mal dargestellt. Die Vielzahl an Trainings und der starke Bezug zur Welt der Organisationen zeigte sich auch in der Benennung: Die Abkürzung RET stand in diesem Kontext jetzt für "Rational-Effectiveness Training". Dieses besondere Trainingsprogramm wurde in vier Bereichen am Arbeitsplatz angewandt: Einmal stehen die Mitarbeiter*innen im "Employee Assistance Programm" im Mittelpunkt. Im "Managerial Leadership Development" geht es um Führungsthemen, im "Training and Development" um eine Vielzahl von Trainingsinhalten, die mithilfe der RET vermittelt werden und im "Training of Human Resource Professionals" um ein Train-the-Trainer-Programm (DiMattia, 1993).

Das "Rational-Effectiveness Training" beschreiben DiMattia und Ijzermans (1996) detailliert. Sie erklären die sehr weit verbreiteten irrationalen Denkmuster der Menschen in der Geschäftswelt. Weiterhin stellen sie dar, wie die Menschen an ihnen arbeiten können, um in der Lage zu sein, ihre Probleme in den Organisationen zu bewältigen. Die Autoren fanden folgende verbreitete irrationale Einstellungen: "Perfectionism" (Perfektionismus), "The need to be loved" (die Notwendigkeit, geliebt werden zu müssen), "I shouldn't have to do such boring work" (ich sollte nicht solch eine langweilige Arbeit machen müssen) und "People should perform the way I expect them to" (Menschen sollten so funktionieren, wie ich es von ihnen erwarte; DiMattia et al., 1996, S. 13–16). Dabei bevorzugen die Autoren einen integrativen Ansatz, in dem sie neben den RET-Techniken ebenso Faktoren des Stressmanagements und Führungskompetenzen trainieren. Die Flexibilität, die daraus resultiert, kann eine gute Grundlage für die Organisationsentwicklung bieten. Die Autoren betonen, dass jeder Trainer alle Methoden, die er anwendet, sehr gut beherrschen sollte, denn sonst würde er den Eindruck eines „wasserscheuen Schwimmlehrers" machen.

Auch Neenan und Dryden (2010) folgen Ellis in seiner Herangehensweise, die REVT nicht nur den Klient*innen in der Therapie, sondern einem breiteren Publikum bekannt und nutzbar zu machen. Sie nennen ihren REVT-Ansatz in der Arbeit mit vielen verschiedenen Menschen, die unter Leidensdruck stehen, aber nicht psychisch erkrankt sind, "Cognitive-Behavioral Coaching". Hier ist der Fokus nicht auf die Gruppe gerichtet, sondern in erster Linie auf die einzelne Person, die im Coaching ihre Probleme überwinden und ein produktiveres und zufriedenstellenderes Leben erreichen kann.

Die REVT kann schnelle und effektive Hilfeleistung im Arbeitsstress liefern (Ellis, Schwartz & Jakobi, 2004). Die Autor*innen fanden sieben Denkmuster, die zu hohem Arbeitsstress führen. Die pauschale Selbstabwertung nach einem Fehler oder unsinnige Prognosen wie „Ich werde niemals Erfolg haben" (ebd., S. 17) zum Beispiel, und sie bezeichnen die Selbstakzeptanz als „Krone des Managertums". Selbstakzeptanz bedeutet im Sinne der Autor*innen, sich selbst vollständig und bedingungslos ohne positive und negative Bewertung zu akzeptieren (ebd., S. 69). Wer dazu in der Lage ist, kann an sich selbst arbeiten und Veränderungen angehen, um auf dieser Grundlage alle anderen Probleme zu managen. Die REVT bietet demnach adäquate Methoden, um als rational-emotives Coachingverfahren Menschen auch im Berufsleben bei emotionalen Blockaden sowie nicht hilfreichen Bewertungen effektiv zu unterstützen (Grüne, 2007, 2008; Schwartz, 2008).

Diese emotionale Komponente im Coaching bezeichnete DiMattia 2016 auf dem 2. International Congress for Cognitive Behavioral Coaching als die fehlende Komponente (DiMattia, 2016). Coaches konzentrieren sich auf das Verhalten der Coaching-Klient*innen, unterstützen und ermutigen sie, vernachlässigen dabei aber häufig die Emotionen.

Bernard und Oana (2018) machen die Vielseitigkeit der REVT im Bereich des Coachings deutlich: Neben Anwendungsbereichen im Management, in der Organisationsentwicklung, im Gesundheitssektor und vielem anderen legt ein Kapitel ihres Buchs den Schwerpunkt auf die Vorgehensweise von Ellis, Probleme des täglichen Lebens zu bewältigen. Eine konkrete Anwendung des Coachings in 20 Schritten beschreibt Dryden (2021). Er sieht den Sinn eines Coachings darin, die Klient*in zu unterstützen, ihre eigenen individuellen Entwicklungsziele zu erreichen. Stehen dabei emotionale Probleme im Weg, empfiehlt er die Vorgehensweise der REVT, um diese Probleme zuerst zu bewältigen und damit eine Grundlage für die weitere Bearbeitung der Entwicklungsziele zu schaffen. Die REVT bietet sich an, für die emotionale Seite im Coaching eingesetzt zu werden. Dabei ist die Grenzlinie zum therapeutischen Vorgehen zu beachten.

Es gibt also eine lange und erfolgreiche Tradition, die REVT am Arbeitsplatz einzusetzen.

2. Der Mensch bei der Arbeit

Was zeichnet nun den Menschen bei der Arbeit aus? Die Möglichkeiten zu arbeiten, sind sehr vielfältig. Die Spielräume der Gestaltung und der Entscheidung sind sehr unterschiedlich. Dabei kommt es nicht nur darauf an, ob man selbstständig arbeitet oder Mitglied in einer Organisation ist. Es ist auch zu fragen, wie rigide die Struktur ist und welchen Einfluss die anderen Beteiligten haben. In diesem Kontext spielt jeder arbeitende Mensch auch selbst eine Rolle, seine Persönlichkeit, seine Erfahrungen und Gewohnheiten.

Den Menschen bei der Arbeit zu verstehen ist schon lange ein Anliegen. Erinnert sei an den Ingenieur Frederick Taylor, der bereits Ende des 19. Jahrhunderts Zeitstudien bei arbeitenden Menschen durchführte. Viele Jahre, Konzepte und Modelle später entwickelte Edgar Schein die Idee der Organisationskultur (2018). Im Lauf der Jahre hat sich auch das Menschenbild vom arbeitenden Menschen immer wieder verändert. Der "Oeconomic Man", der nur durch Geld zu motivieren war, wurde erst vom "Social Man", dem sein Team das wichtigste war, dann vom "Self-Actualizing Man", der nur durch Maßnahmen zur Selbstverwirklichung motiviert wurde, schließlich vom "Complex Man" (und "Woman") abgelöst. Bei dieser Vorstellung wird die Komplexität und Unterschiedlichkeit von Menschen berücksichtigt (Schuler, 1995; Ulich, 1998). In den letzten Jahren wurde das Arbeitsleben stark durch die pandemischen Auswirkungen bestimmt, die zum Teil Schnittmengen mit dem Konzept des "New Work" haben, in dem von den großen Einflüssen der Globalisierung und der Digitalisierung auf das Arbeitsleben ausgegangen wird.

Die selbstständig Tätigen entwickeln ihre Organisationskultur selbst aus ihren Erfahrungen und ihrer Persönlichkeit heraus. Andere, die in Organisationen eintreten, treten damit auch in eine vordefinierte Kultur ein, die sie kennenlernen und in der sie daraufhin leben und arbeiten müssen.

3. Organisationskultur

Wie kann man nun diese besondere Welt, die einen umgibt, wenn man eine Organisation betritt, beschreiben? Es sind vielfältige Eindrücke, die auf einen einwirken oder sogar einstürzen. Am besten fasst diese Fülle von Informationen das Konzept der Organisationskultur auf.

Schein (2018) hat ein weit entwickeltes Modell der Organisationskultur konzipiert und erprobt. Es geht dabei um den Grad der Sichtbarkeit der Phänomene. Auf der einen Seite des Kontinuums sind sie für alle sichtbar, auf der anderen Seite treffen wir auf unbewusste Grundannahmen. Die Organisationskultur setzt sich wiederum aus drei Ebenen zusammen. Je höher die Ebene ist, desto weniger sichtbar sind die Phänomene. Auf der ersten Ebene, der Ebene der Artefakte, sind sicht- und spürbare Strukturen und Prozesse sowie beobachtbares Verhalten verortet. Betreten wir das Gebäude einer Organisation, fühlen das vorherrschende Klima und beobachten die dort arbeitenden Menschen, erhalten wir den Eindruck der ersten Ebene. Ein Arbeitssuchender berichtet zum Beispiel von einem Vorstellungsgespräch in einer Firma, in der einer der wichtigsten Mitarbeiter einen völlig übermüdeten und erschöpften Eindruck machte. Diese Beobachtung war neben anderen Faktoren wie dem extrem hohen Arbeitsaufkommen und der zu leistenden Überstunden wichtig für seine Entscheidung, das Arbeitsangebot abzulehnen. Allerdings ist das Eis bei einer solchen Entscheidung dünn, denn es kann so schnell nicht geklärt werden, ob die Übermüdung andere Hintergründe hat, wie zum Beispiel ein gerade laufendes privates Hausbauprojekt des Angestellten.

Die zweite Ebene umfasst die gewählten Überzeugungen und Werte einer Organisation. Hier könnte folgende Frage gestellt werden: Warum machen Sie, was Sie machen, auf genau diese Art und Weise? Als Antwort nennen die Beschäftigten Werte und Ziele, die mit dem Verhalten übereinstimmen können, aber nicht müssen. In einem Handelsunternehmen wird zum Beispiel Teamarbeit als ein wichtiger Wert genannt, die Führungskräfte übergeben allerdings fast keine Aufgaben an die Teams, sondern delegieren sie an einzelne Mitarbeiter*innen. Nach der Erledigung der Aufgabe belohnen sie das schnelle individuelle Abarbeiten.

Die dritte Ebene beinhaltet schließlich grundlegende Annahmen, die Wahrnehmung, Gedanken und Gefühle von Organisationsmitgliedern bestimmen. Hierbei handelt es sich zumeist um unbewusste und als selbstverständlich und grundsätzlich geltende Einstellungen und Werte. Erklären die identifizierten gewählten Werte nicht wirklich die Artefakte, so hilft es, nach den grundlegenden Annahmen zu forschen. In einer Abteilung wird zum Beispiel offene Kommunikation als ein wichtiger Wert propagiert. Allerdings ist dieser Wert nicht zu erkennen. Nun kommt die dritte Ebene ins Spiel, die die Erklärung für das zurückhaltende Kommunikationsverhalten der Abteilungsmitglieder liefern kann. Die grundlegende Annahme für diese Abteilung lautet: Kommuniziere nur offen, was der Meinung des Vorgesetzten entspricht, sonst musst du mit unangenehmen Sanktionen rechnen.

Bestehen zwischen den Ebenen keine Widersprüche und bilden sie ein gemeinsames Abbild der Organisation, fühlen sich die Organisationsmitglieder wohl und sicher. Es ist ihnen klar, wie die Organisation funktioniert und welche Rolle sie darin spielen. Die Organisationskultur definiert die Art und Weise des Zusammenarbeitens. Eine Veränderung oder auch nur die Absicht einer Veränderung führt zu Angst und Unsicherheit. Je größer die Widersprüche zwischen den Ebenen jedoch sind, desto unwohler können sich die Mitglieder fühlen. Um gut zurechtzukommen, werden sie sich nach den unbewussten grundlegenden Annahmen richten.

Schein erklärt sein Modell anschaulich mit der Metapher vom Seerosenteich. Alles, was an der Oberfläche des Teichs zu sehen ist, sind für ihn die Artefakte. Es handelt sich dabei um die Blüten und Blätter der Rosen. Die Gärtner*in, die diese Rosen im Teich gepflanzt hat, ist im übertragenen Sinn die Führungskraft. Sie erwartet nach seiner Bepflanzung ein bestimmtes sichtbares Ergebnis. Dies sind in der Metapher die gewählten, erwarteten, erhofften Überzeugungen und Werte der zweiten Ebene. Wenn die Rosen allerdings nicht so üppig wachsen wie erwartet und man nach dem Grund dafür forscht, wird klar, dass nicht nur die Gärtner*in das Ergebnis beeinflusst, sondern auch die Wasserqualität und andere Faktoren wichtige Komponenten sind. Hier sind wir in der dritten Ebene angelangt. So kann die Gärtner*in zum Beispiel erkennen, dass sich die Wasserqualität durch Zuläufe aus der umliegenden Landwirtschaft ungünstig auf das Rosenwachstum auswirkt. Will sie weniger üppige Blätter, aber große Blüten, sollte sie vielleicht Pflanzen ziehen, die eine andere DNA haben. Es ist sehr mühsam und nicht nachhaltig wirksam, wenn sie per Hand die großen Blätter abschneidet. Die DNA der Pflanze ist mit der kulturellen DNA einer Organisation zu vergleichen. Sie ist unsichtbar, aber für vieles verantwortlich. Sie muss in einer Organisation gefunden werden, wenn man etwas verändern will.

So wie jede Organisation eine Kultur entwickelt, baut sich auch jedes Individuum eine eigene Kultur auf. Bei einem Individuum können ebenfalls die Artefakte im Verhalten beobachtet werden. Jeder von uns hat gewählte Werte und Überzeugungen – Werte, die wir benennen können und die uns wichtig sind, wie zum Beispiel „Ehrlichkeit". Sie können mit unserem Verhalten übereinstimmen oder auch nicht. Außerdem haben wir tieferliegende Annahmen, warum wir etwas tun. Inwiefern diese drei Ebenen übereinstimmen, bestimmt den Eindruck der Integrität, den eine Person auf andere macht. Stimmen die Ebenen größtenteils überein, wirkt der Mensch sehr integer.

4. Verbindung zur REVT anhand eines Fallbeispiels

Die REVT unterstützt das Individuum dabei, sein Problem und seine Überzeugungen im Hinblick auf die eigene Zielerreichung zu überprüfen. Das Konzept der Organisationskultur ist hilfreich, um Werte und Überzeugungen von einer Gruppe von Menschen, aber auch von einzelnen Individuen zu erkennen, zu hinterfragen und gegebenenfalls zu verändern, mit dem Blick auf das Ziel der Organisation wie auch der Organisationsmitglieder.

Wie passt nun das Konstrukt der Organisationskultur zu den Konzepten der REVT? Grundlegend in der REVT ist das ABC-Modell (Walen, DiGuiseppe & Wessler, 2011; Schwartz, 2014). Das A wird als die Situation verstanden, in der "Adversities" auftreten. Hat jemand ein Problem, beschreibt er es unter A. Dabei kann es zwei Seiten geben: einmal die Wahrnehmung der Klient*in und die Beschreibung von Beobachter*innen der gleichen Situation. Was hier passiert, ist von allen Beteiligten beobachtbar.

Fallbeispiel 1
In einem Team wird eine Teamentwicklungsmaßnahme durchgeführt. Dazu gehören Einzelgespräche mit den Mitarbeiter*innen und der Führungskraft sowie Gruppengespräche. Die Führungskraft Axel G. berichtet im Einzelgespräch von einer Auseinandersetzung mit dem Mitarbeiter Tim B. Es ging darum, welche Kund*innen er betreuen sollte und welche seine Kolleg*innen. Der Mitarbeiter wollte einen Kunden besuchen, dessen Firmensitz sehr nah an seinem eigenen Wohnort lag. Axel G. wollte diesem Wunsch eigentlich nicht nachgeben, da er seiner Vorstellung von gleichen Chancen für alle Teammitglieder nicht entsprach, doch der Mitarbeiter schaffte es, sich im Team durchzusetzen.

Unter Punkt C erfahren wir etwas über die emotionalen "Consequences" und solche auf der Verhaltensebene, die bei der Person in der beschriebenen Situation auftreten: Axel G. reagierte verärgert, bestellte den Mitarbeiter zum Gespräch und warf ihm aggressives und rücksichtsloses Verhalten vor (zweites A).

B nun steht für "Beliefs" und ist der Punkt, an dem Gedanken und Beurteilungen sowie Bewertungen in der Situation abgefragt werden. Nach intensiver Suche finden sich unter B grundsätzliche Glaubenssätze einer Person, die in sehr vielen Situationen gelten und rational sowie irrational sein können. Zum Beispiel: „Die Mitarbeitenden müssen tun, was ich entscheide, denn ich will nur das Beste für sie und das Team. Wenn das nicht klappt, bin ich ein schlechter Chef." Diesen ungesunden Glaubenssatz entdeckt Axel G. bei sich.

Betrachten wir nun die gleichen Situationen aus der Perspektive der Organisationskultur: Auf Ebene 1 sind die sichtbaren Ereignisse zu verorten, die wir unter A beschrieben haben. Auf Ebene 2 sind die gewählten Überzeugungen zu nennen. Axel G. als Führungskraft seines Teams antwortet auf die Frage nach den Werten seine Teams, dass es folgendem Grundsatz entsprechend arbeitet: „Wir sind ein Team und können über alles sprechen."

Die grundlegenden Annahmen von Ebene 3 bezüglich der Führungskraft haben wir bereits unter B gefunden. Beim Vergleich zwischen den gewählten Überzeugungen der Ebene 2 und den grundlegenden Annahmen der Ebene 3 wird klar, dass das Verhalten von Axel G. nicht dem von ihm und dem Team propagierten Grundsatz entspricht: Er straft Widerreden oft ab und führt entsprechende Mitarbeitergespräche.

Wie wirkt nun ein solcher Chef auf die Mitarbeitenden? Er wirkt vermutlich nicht integer, sondern eher unehrlich und nicht wertschätzend aufgrund dieser von außen kaum zu verstehenden Diskrepanzen.

Die Stimmung im Team ist dementsprechend häufig schlecht. Axel G. fühlt sich nicht wohl, nicht richtig akzeptiert. Er sagt: „Die mögen mich nicht, obwohl ich alles für sie tue. Manchmal muss ich natürlich auch mal durchgreifen."

Auf der Seite des betroffenen Mitarbeiters Tim B. ergibt sich folgendes Bild: Unter A hat er seine eigene Meinung vertreten, die vom Team akzeptiert wurde, und er hat den

Kunden, der auf kurzem Weg zu erreichen ist, bekommen. Der Chef ist allerdings sauer und hat ihn zum Mitarbeitergespräch bestellt, um ihm sein angeblich aggressives Verhalten vorzuwerfen (zweites A).

Unter B berichtet Tim B. davon, dass seine Meinung nicht wirklich vom Chef akzeptiert wird. Er kommt sich vor wie der letzte Loser. „Ich darf nichts sagen", sagt er. „Man wird hier wie ein unmündiges Kleinkind behandelt." Tim B. ist sauer und wütend. Er hatte sich vor der Gruppe durchgesetzt und musste nun im Mitarbeitergespräch zurückrudern und sich entschuldigen.

Im Rahmen der Organisationskultur stellen sich die Ebenen für Tim B. folgendermaßen dar:

- Ebene I: Es gibt wenig und verhaltene Kommunikation im Team.
- Ebene II: In einem Workshop hat sich das Team für eine offene Kommunikation ausgesprochen.
- Ebene III: Tim B. erarbeitet für sich selbst folgende Regel: „Sag deine Meinung nur dann, wenn sie der des Chefs entspricht. Sonst schweige lieber."

Einem Team und den einzelnen Individuen, die Mitglieder im Team einer Organisation sind und unter Diskrepanzen zwischen den Ebenen leiden, kann mithilfe der beiden Ansätze geholfen werden. Auch hier ist Tim B. nicht der Einzige, der die Diskrepanzen zwischen den Ebenen wie beschrieben erlebt hat. Seinen Kolleg*innen geht es ähnlich. Der Führungskraft ist ebenfalls klargeworden, dass es Unstimmigkeiten gibt.

Was passiert nun, um die Situation zu verändern?

Grundlage sind Coachinggespräche mit den einzelnen Teammitgliedern und der Führungskraft. In diesen Gesprächen werden die unter B entdeckten irrationalen Bewertungen bei den einzelnen Personen disputiert.

Die Führungskraft arbeitet an ihren irrationalem Glaubenssätzen:

- „Alle müssen mich mögen, sonst bin ich ein schlechter Chef."
- „Alle müssen meiner Meinung folgen, sonst macht mich mein Chef fertig und ich fliege raus."

Nach der Disputation der irrationalen Bewertungen und einer rationalen Neubewertung der Situation ist er in der Lage, daran zu arbeiten, die Diskrepanzen zwischen den Ebenen aufzulösen und sich einer offenen Kommunikationskultur zu nähern.

Auch Tim B. erreicht durch die Disputation seiner nicht hilfreichen Bewertungen eine neue Einstellung zu seiner Arbeitstätigkeit. Er sagt sich: „Ich bin kein Loser. Es wäre schön, wenn meine Meinung akzeptiert würde, aber ich arbeite in dieser Organisation und insbesondere in diesem Team, wo bestimmte ausgesprochene und unausgesprochene Regeln existieren. Wenn ich mich nicht an die ungeschriebenen Gesetze halte, bin ich eine Zielscheibe für Sanktionen. Ich lebe und arbeite damit oder ich suche mir einen neuen Job."

Nach den Einzelgesprächen trifft sich das Team erneut zur Teamentwicklungsmaßnahme. Jetzt ist es möglich, das Thema Kommunikation genauer zu betrachten. Sie legen gemeinsam Prozesse fest, in denen klar geregelt ist, wann und wie die Führungskraft informiert wird. Dies waren die ersten Schritte, die Arbeit im Team zu verbessern. Noch weitere Schritte müssen miteinander gegangen werden, um die Entscheidungen zu leben, Rückschläge aufzufangen und gemeinsam nach vorne zu gehen.

5. Schnittmengen

Mit Blick auf die drei Ebenen der Organisationskultur erlebt ein Mensch vermutlich desto mehr unangenehme Situationen, je geringer die Schnittmengen zwischen den Kulturen sind, in denen er sich bewegt.

Trifft nun ein sehr engagierter Mensch auf eine Organisation, in der die Organisationsmitglieder stark kontrollierend tätig sind, da in ihrer Unternehmenskultur ein entsprechendes Menschenbild verankert ist, wird dieser Mensch nur schwer zufrieden arbeiten können. Diese Organisation hat sich zum Beispiel dem Menschenbild des "Economic Man" verschrieben, der ungern Verantwortung übernimmt und hauptsächlich durch finanzielle Angebote zu motivieren ist (Ulich, 1998). Ist die Mitarbeiter*in sehr flexibel und kann Welten mit unterschiedlichen Regeln akzeptieren, wird es ihr eher gelingen, einigermaßen zufrieden zu arbeiten, als wenn sie von rigiden eigenen Glaubenssätzen geleitet wird.

Beim Menschenbild des "Complex Man" und der "Complex Woman" werden inter- und intraindividuelle Unterschiede berücksichtigt (ebd.). Schein (2018) warnt vor zu stark vereinfachenden Menschenbildern. Ein Organisationsmitglied kann sich auch in unterschiedlichen Abteilungen einer Organisation unterschiedlich verhalten und anders motiviert sein. Viele verschiedene Einflussfaktoren sollten im Auge behalten werden.

Was hat nun die Organisationskultur mit dem Menschenbild zu tun? In der Organisationskultur geht es um Annahmen über die Art der Zusammenarbeit der Beschäftigten. Diese Annahmen werden durch die Vorstellungen der Beteiligten, was eine Mitarbeiter*in ausmacht, stark beeinflusst. Im oben genannten Beispiel eines Handelsunternehmens arbeitet jeder für sich. Schnelles individuelles Arbeiten wird belohnt (Ebene 1). Als wichtiger gewählter Wert wird die Teamarbeit genannt (Ebene 2). Eine grundlegende Annahme ist die Vorstellung von der Mitarbeiter*in, dass sie von Grund auf faul ist. Deshalb scheint Kontrolle wichtig und es wird kein Homeoffice angeboten (Ebene 3).

Besteht eine große Übereinstimmung zwischen den Kulturen der Person und der Organisation, ist die Wahrscheinlichkeit, dass Probleme entstehen, sehr gering. Existiert keine Schnittmenge, ist die Gefahr der Eskalation am größten.

6. Anwendung der Konzepte im rational-emotiven Coaching

Im Coachingprozess hilft die REVT dabei, dass der Coachee die Glaubenssätze findet und formuliert, die sein Arbeitsleben definieren.

Da er sich nicht im luftleeren Raum befindet, sondern in einem spezifischen Kontext, ist es von großer Bedeutung, neben den individuellen Glaubenssätzen die Kultur der Organisation zu kennen. Die Frage dabei ist, wie die eigenen Glaubenssätze mit der Organisationskultur zusammenhängen. Hat die Person die Kultur verinnerlicht? Was sagt die Kultur über die Person aus? Schein fragt: „Was sagt das über mich?“, und erweitert die philosophische Aufforderung „Erkenne dich selbst!“ folgendermaßen: „Erkenne die Kulturen, die in dir wohnen!“ (Schein, 2018, S. 287).

Da die Organisation, in der wir arbeiten, uns stark beeinflusst und viele von uns den größten Teil der Zeit dort verbringen und weil wir die meisten Ressourcen, über die wir verfügen, dort einsetzen, bilden Erkenntnisse über die informellen Regelungen in der Organisation eine gute Grundlage für das Forschen nach individuellen Entsprechungen.

Einem Individuum, das Mitglied in einer Organisation ist und unter Diskrepanzen zwischen den Ebenen leidet, kann mithilfe der beiden Ansätze geholfen werden. Eventuell erkennt die Person, dass sie mit dem Problem nicht allein ist. Vielleicht ist es bei ihr nur besonders stark ausgeprägt, was am eigenen Wertesystem liegen kann.

Fallbeispiel 2
Wie können wir nun Andreas M. unterstützen? Er hatte, wie zu Beginn des Kapitels beschrieben, eine neue Stelle angenommen und fühlt sich sehr isoliert, da er überwiegend im Homeoffice arbeitet und seine Teamleiterin nicht persönlich, sondern nur über E-Mail mit ihm kommuniziert. Schreyögg (2008) empfiehlt, schon vor Eintritt in die Organisation den Blick für die ganze Organisationswelt zu öffnen. So kann man sich die erste Zeit erleichtern und sich vor allzu großen unliebsamen Überraschungen schützen. Zur Herstellung des kontextuellen Bezugs bieten sich folgende Fragen an: Wie sieht er die neue Firma mit all den Personen, die für ihn eine wichtige Rolle spielen? Welche Artefakte kann er benennen? Was kennt er überhaupt, da er wegen Corona sehr viel im Homeoffice arbeitet? Welche Verhaltensweisen kennt er? Die gewählten Beurteilungen wurden ihm berichtet. Die darunterliegende Organisations-DNA ist für ihn als Neuling nur zu ahnen. Beim Aufdecken der Diskrepanzen fühlt sich die Situation noch unangenehmer an. Diese Firma propagiert wie so viele andere eine offene Kommunikation (Ebene 2 der Organisationskultur), unterstützt aber eine Teamleiterin, die überhaupt nicht mit einem neuen Mitarbeiter direkt kommunizieren will. Die darunterliegende Organisationsregel (Ebene 3 der Organisationskultur) scheint zu sein, dass bestimmte Personen so wichtig sind, dass ihretwegen bedeutende Regeln außer Kraft gesetzt werden.

Arbeiten wir nun entscheidende Glaubenssätze von Andreas heraus. Er fordert: „Die Teamleiterin muss mit mir sprechen.“ Nach der Disputation sagt er: „Mir ist es sehr wichtig, dass wir miteinander reden. Wenn es bei ihr weiterhin nicht der Fall sein sollte, suche ich mir ein anderes Unternehmen.“ Das würde bedeuten, dass Andreas die Situation, also das A verändern würde. Was hat der Glaubenssatz mit seinen anderen Kulturen zu tun? Welche Kulturen gibt es in der Familie, im Verein, im Freundeskreis? Auch in diesen Kulturen ist ihm die direkte Kommunikation sehr wichtig, sonst fühlt er sich nicht wohl. Auf dem Weg mit der REVT sind wir auch den Weg der Kulturen gegangen, um Andreas ein tiefergehendes Verständnis über die Ereignisse in der neuen Firma zu ermöglichen. Trotz seiner geringen Erfahrungen konnte er bereits eine erste Einschätzung der Organisationskultur vornehmen. Die REVT und das Modell von Schein konnten Andreas M. dabei unterstützen, die Situation in dieser Welt des “New Work” klarer einzuschätzen.

Es seien noch drei weitere Beispiele genannt:

In einer anderen Organisation ist die Leiterin der Fortbildungsakademie verzweifelt, weil einer ihrer Mitarbeiter, der Verträge mit Dozent*innen abschließt und diese betreut, sehr schwer bis gar nicht von ihr zu beeinflussen bzw. zu führen ist. Auf Ebene 2 der Organisationskultur sagen die Organisationsmitglieder über ihn: „Er ist schon immer so gewesen.“ Tieferliegende Werte der Ebene 3 scheinen durch folgende Aussagen beschrieben zu werden: „Lasst ihn in Ruhe, egal was er macht. Er hat gute Kontakte zur Geschäftsführung.“ Sie hat schon alles versucht, er bleibt allerdings stur und veränderungsresistent. Sie sagt sich: „Ich halte es nicht aus, dass ich gar nichts bei ihm ausrichten kann. Mein Chef muss es richten oder ich gehe.“ Diese irrationalen Beliefs bieten sich zur Disputation an.

Ein Unternehmen steht kurz vor der Schließung. Die Mitarbeitenden werden nacheinander entlassen oder kündigen. Die Unternehmenskultur befindet sich ebenfalls im Auflösungsprozess. Was passiert mit den Mitarbeitenden, die 10, 20, 30, 40 oder mehr Jahre dort arbeiten? Stirbt ein Teil von ihnen mit der Firma? „Ich werfe meinem Henker kein Geld mehr in den Rachen“, sagt einer von ihnen. Was bedeutet dies? Es stirbt ein Stück von ihm beim Verlassen der Firma? Das Stück Unternehmenskultur, das er verinnerlicht hat, wird nicht weiter existieren, sondern zu Ende gehen. Jeder Mitarbeitende verarbeitet diesen Verlust auf seine eigene Art und Weise. Die REVT kann helfen, die starken emotionalen Reaktionen durch die Disputation der irrationalen Beliefs zu verändern bzw. zu reduzieren. Sie kann eine Offenheit ermöglichen, nach vorne zu schauen und sich bewusst zu machen, dass nur ein Teil der eigenen Kultur wegbricht und sich ein Freiraum für neue Kulturen eröffnet.

Beim Coaching von Führungskräften ergibt sich aus der „Sandwichposition“ eine Vielzahl an Erwartungen. Einmal sind es Anforderungen, die von der Organisation an die Führungskraft gestellt werden. Zum anderen erwartet die Führungskraft meistens viel von ihren Mitarbeiter*innen und setzt sich selbst zusätzlich einem hohen Erwartungsdruck aus, der aus eigenen Ansprüchen resultiert. An sich sind diese Erwartungen unproblematisch, allerdings werden sie in vielen Fällen zu absolutistischen Forderungen. Eine Firma verlangt zum Beispiel, dass ihre Führungskräfte klar und gut kommunizieren. Eine Führungskraft hat diese Anforderung ebenso an eine Nachwuchsführungskraft weitergegeben und viel Zeit und Ressourcen in deren Entwicklung investiert. Der junge Abteilungsleiter bleibt jedoch einsilbig und unkommunikativ. Die Führungskraft kann nicht glauben, dass eine so große Investition von ihrer Seite zu so einem geringen bis gar keinem Effekt führt. Sie ist verzweifelt und hat Gedanken wie: „So etwas gab es noch nie. Das muss doch klappen. Ein Abteilungsleiter muss vernünftig kommunizieren. Das ist bestimmt mein Fehler. Ich hab's nicht drauf."

Was ist nun zu tun? Wie kann man der Führungskraft helfen? Wie beschrieben ist die REVT eine adäquate Methode, um dieser Person an ihrem Arbeitsplatz mit ihren Mitarbeitenden zu helfen. Wenn wir zudem noch weiteres Wissen und Fähigkeiten, die Organisationswelt betreffend, hinzufügen können, erhöhen wir die Effizienz der Vorgehensweise erheblich.

Ja, in jedem arbeitenden Menschen treffen Welten aufeinander: Seine eigenen Vorstellungen, die der anderen und der Organisation. Jede*r hat das Bestreben, diese Welten miteinander in Einklang zu bringen. Zur Erreichung dieses Ziels können die REVT und das Konzept der Organisationskultur entscheidend beitragen.

Literatur

Bernard, M. & Oana A. (Eds.). (2018). *Coaching for rational living: Theory, techniques and applications.* Cham: Springer International Publishing.

DiMattia, D. (1993). RET in the workplace. Special Issue: RET in the workplace, part II. *Journal of Rational-Emotive & Cognitive-Behavior Therapy, 11,* 61–63.

DiMattia, D. (2016). *Emotional management: The missing component in coaching.* Presentation on 2nd International Congress for Cognitive Behavioral Coaching in Athens.

DiMattia, D. & Ijzermans, T. (1996). *Reaching their minds. A trainer's manual for rational effectiveness training.* New York: The Institute for Rational-Emotive Therapy.

Dryden, W. (2021). *Dealing with emotional problems in coaching: A rational-emotive and cognitive-behavioural approach.* London: Routledge.

Ellis, A. (1972). *Executive leadership: A rational approach.* New York: Institute for Rational Living.

Ellis, A., Schwartz, D. & Jacobi, P. (2004). *Coach dich! Rationales Effektivitäts-Training zur Überwindung emotionaler Blockaden.* Würzburg: Hemmer, Wüst.

Grüne, P. (2007). Rationales Effektivitätstraining als Coaching-Methode für Führungskräfte. *Organisationsberatung – Supervision – Coaching, 1,* 41–48.

Grüne, P. (2008). Vom Beziehungscheck bis zur Mitabeiterführung – REVT im Training und im Coaching. *Zeitschrift für Rational-Emotive & Kognitive Verhaltenstherapie, 19/20,* 63–66.

Hacker, W. (2018). *Menschengerechtes Arbeiten in der digitalisierten Welt.* Zürich: vdf Hochschulverlag.

Hacker, W. (2021). *Informationstransfer und -verarbeitung in der digitalisierten Arbeit menschgerecht gestalten.* Dortmund: Bundesanstalt für Arbeitsschutz und Arbeitsmedizin.

Neenan, M. & Dryden, W. (2010). *Life coaching: A cognitive-behavioural approach.* Hove: Routledge.

Schein, E. H. (2018). *Organisationskultur und Leadership.* München: Franz Vahlen.

Schreyögg, A. (2008). *Coaching für die neu ernannte Führungskraft.* Wiesbaden: VS-Verlag.

Schuler, H. (1995). *Organisationspsychologie.* Bern: Huber.

Schwartz, D. (2008). Umdenken. Ein rational-emotives Coaching-Verfahren. In F. Buer & C. Schmidt-Lellek (Hrsg.), *Life-Coaching: Über Sinn, Glück und Verantwortung bei der Arbeit* (S. 311–327). Göttingen: Vandenhoeck & Ruprecht.

Schwartz, D. (2014). Grundlagen der REVT: Rational-Emotive Verhaltenstherapie 2014 – still alive and kicking. *Zeitschrift für Rational-Emotive & Kognitive Verhaltenstherapie, 14,* 57–68.

Ulich, E. (1998). *Arbeitspsychologie.* vdf, Hochschulverlag AG an der ETH Zürich. Stuttgart: Schäffer-Poeschel.

Walen, S. R., DiGuiseppe, R. & Wessler, R. L. (2011). *RET-Training. Einführung in die Praxis der rational-emotiven Therapie.* Stuttgart: Klett-Cotta.

Self-actualization und *fully functioning person* in der REVT

Richard Friedrich Schwartz

1. Die Zwei Ziele der REVT innerhalb der Humanistischen Psychologie

Die Praxis der REVT verfolgt nach Ellis stets zwei Ziele: Erstens, uns dabei zu helfen, unsere emotionalen Blockaden und Störungen zu überwinden, und zweitens, ein Wachstum gemäß unseren persönlichen Zielen und Lebensentwürfen zu ermöglichen, d. h. ein funktionsfähigeres *(more fully functioning)*, sich besser selbst-aktualisierendes *(more self-actualizing)* und dadurch glücklicheres Individuum zu werden (Ellis & Becker, 1982). Im folgenden Beitrag wird das Ziel des persönlichen Wachstums näher betrachtet, die Teilhabe der REVT an der Humanistischen Bewegung in der Psychologie festgemacht, mit Ellis und Einflüssen des europäischen Existenzialismus eine Kritik am Selbstwert *(self-esteem)* geübt und es werden die Konzepte der *fully-functioning person* und der *self-actualization* für die REVT skizziert.

Die humanistische Strömung in der Psychologie, gelegentlich bezeichnet als „dritte Kraft", entsteht aus der losen Verbindung von Psycholog*innen, Psychotherapeut*innen und Philosoph*innen in den 60er- und 70er-Jahren und versteht sich als Alternative zu psychoanalytischen und behavioristischen Strömungen. Die Humanistische Psychotherapie nimmt Klient*innen ganzheitlich in den Blick und richtet den Fokus auf das den Menschen eigene kreative Potenzial, während reine Verhaltenstherapien den Fokus auf die Entfernung von Symptomen durch Konditionierung legen und die Psychoanalyse auf die Aufdeckung von Fixierungen aus der Kindheit gerichtet ist. Das Ziel der Humanistischen Psychotherapie besteht im persönlichen Wandel der Klient*innen durch Erkenntnis und Akzeptanz als erfolgreiches Resultat der Therapie und nicht lediglich in der Befreiung von Symptomen (Dryden & Still, 2006).

2. Das Konzept der *self-actualization* bei Maslow

Das Konzept der *self-actualization* geht auf Abraham Maslow zurück und ist maßgeblich vom Existentialismus inspiriert. So heißt es am Ende der Einleitung von *Psychologie des Seins*: „Es ist möglich, daß der Existentialismus nicht nur die Psychologie bereichert. Er kann auch zu einem zusätzlichen Impuls für die Etablierung eines anderen *Zweiges* der Psychologie werden, der Psychologie des voll entfalteten und authentischen Selbst und seiner Seinsweisen“ (Maslow, 1985, S. 33). Maslow fußt seine Unternehmung einer existenziellen Psychologie auf zwei Prämissen, zum einen legt er „radikalen Nachdruck auf das Konzept der Identität und die Erfahrung der Identität als einer Conditio sine qua non der menschlichen Natur“ (ebd., S. 27), zum anderen übernimmt er die phänomenologische Grundhaltung des Existentialismus, insofern er persönliche, subjektive Erfahrung als Grundlage für abstraktes Wissen im Unterschied zu abstrakten Kategorien und Aprioris bevorzugt (Maslow, 1985).

Ausgehend davon, dass sich der Mensch als Bedürfnis habend selbst erfährt, entwickelt Maslow seine Motivationstheorie. Er unterscheidet Defizit-Motivation und Wachstums-Motivation. Die Defizit-Motivation besteht im Streben nach Erfüllung essenzieller Grundbedürfnisse psycho-physischer[1] Art. Diese Bedürfnisse stellt Maslow als Defizit-Bedürfnisse heraus, das heißt: Wenn ein Mangel vorliegt, streben wir danach, diesen aufzufüllen. Wir scheinen aus uns selbst heraus nach Homöostase in Bezug auf die Defizit-Bedürfnisse zu streben. Befinden wir uns allerdings in dem Zustand des relativen Ausgleichs[2] der Defizit-Bedürfnisse, sind wir nicht motivationslos, sondern es zeigt sich die Wachstums-Motivation, welche Maslow wiederum in einem Bedürfnis nach persönlichem Wachstum begründet findet, dieses bezeichnet er als das Bedürfnis nach *self-actualization.*

Self-actualization wurde und wird häufig mit Selbstverwirklichung übersetzt. Diese Übersetzung ist insofern problematisch, da sie verstanden werden kann, als würde das Selbst als ein transzendentes von außerhalb der Wirklichkeit über die Selbstverwirklichung zur Existenz kommen. Dieses Verständnis widerspricht aber dem Grundgedanken des Existentialismus, wie ihn Sartre formuliert, dass die Existenz der Essenz vorausgeht (Sartre, 2000). Das bedeutet, der Mensch ist „ein Wesen, das existiert, bevor es durch irgendeinen Begriff definiert werden kann. […] [D]er Mensch ist nichts anderes als das, wozu er sich macht“ (ebd., S. 149f.). Das Wort „Aktualisierung“ passt verstanden im Sinne einer Auffrischung, Erneuerung, Erweiterung oder Entfaltung des existenten, sich selbst erfahrenden Subjekts, des da-seienden Selbst besser zum Gedanken des persönlichen Wachstums im

---

1 Die Verwendung des Begriffs „psycho-physisch“ soll verdeutlichen, dass vermeintlich einfache körperliche Bedürfnisse, wie z. B. Hunger, Durst und Wärme, oder vermeintlich rein geistige oder zwischenmenschliche, wie z. B. Wertschätzung, Sicherheit und Zugehörigkeit, immer das gesamte Erleben und Wahrnehmen des Individuums verändern und es sich nicht von körperlichen und seelischen Bedürfnissen, im Sinne einer starken Trennung, sprechen lässt.

2 Ein absolutes Gleichgewicht innerhalb der Defizit-Bedürfnisse kann nie erreicht, geschweige denn aufrechterhalten werden; wenn zum Beispiel der Hunger gestillt ist, ist er dies nur für einen gewissen Zeitraum und das erneute Bedürfnis zu essen befindet sich bereits im Entstehen, gleichzeitig wirken Bedürfnisse untereinander ausgleichend und so können sich mehrere Mängel verstärken. Ein höherer Grad an Erfüllung einiger Bedürfnisse kann aber den Mangel anderer Bedürfnisse erträglicher machen bzw. vorübergehend ausgleichen, daher ist der angestrebte Zustand der Erfüllung im dynamischen System eine relative Ausgeglichenheit.

existenzialistischen Sinn. Für Maslow scheint das Verständnis im Sinne eines zur Wirklichkeit kommenden wahren Selbst weniger problematisch zu sein, wohingegen Ellis darin die Gefahr einer rigiden und unrealistischen Annahme sieht. Er kritisiert Maslows Verständnis der *self-actualization* hinsichtlich des Voraussetzens eines „wahren Selbst" (Ellis, 1991).

In diesem Sinne angepasst lässt sich *self-actualization* allgemein beschreiben als die prozesshafte Aktualisierung, d. h. gleichursprüngliches Generieren *und* zur Geltung Bringen der eigenen Möglichkeiten, Fähigkeiten, Talente, sowie die Erweiterung der Kenntnisse und Erkenntnisse über das persönliche Konzept und das subjektive Erfahren der Identität.[3]

Das Bedürfnis nach *self-actualization* ist ebenfalls ein psycho-physisches, da sein Ursprung und seine Möglichkeitsbedingungen auf das Miteinander-in-der-Welt-Sein des Menschen sowie die Fähigkeit, darüber zu reflektieren, zurückgehen. Die eigenen Möglichkeiten, Fähigkeiten und Talente im Sinne der *self-actualization* (d. h. Möglichkeiten, Fähigkeiten und Talente, die nicht lediglich zur Befriedigung von Defizit-Bedürfnissen dienen) konstituieren sich im intersubjektiven Milieu des Menschen. In einfühlender Ansicht des Anderen – während wir gleichzeitig tätig in der Welt sind – können wir unsere Möglichkeiten, Fähigkeiten und Talente über die Defizit-Befriedigung hinaus erkennen, vergleichen und aktualisieren. Kenntnisse und Erkenntnisse über unser persönliches Konzept und die subjektive Erfahrung der Identität entstehen auf dem Fundament der intersubjektiven Begegnung und Verständigung.

Im Miteinander-in-der-Welt-Sein und im Miteinander-sprechend-Sein liegen die Gründe und der Nährboden des menschlichen Wachstums-Bedürfnisses. Dies legt die Annahme nahe, dass die Befriedigung des eigenen Bedürfnisses nach *self-actualization* die Befriedigung des Bedürfnisses nach *self-actualization* Anderer potenziell begünstigt.

Maslow stellt die These auf, dass die Wirkung der Befriedigung von Defizit-Bedürfnissen sich grundlegend von der Befriedigung von Wachstums-Bedürfnissen in diesem Sinne unterscheidet. Während die Befriedigung von Defizit-Bedürfnissen Erkrankungen vermeidet, bringt die Befriedigung von Wachstums-Bedürfnissen *positive Gesundheit* hervor. Den Unterschied versteht Maslow analog zu dem vollen Leben und der Vorbereitung auf das volle Leben, dem Erwachsensein und dem Heranwachsendsein (Maslow, 1985). Das volle oder erfüllende Leben ist das einer *self-actualizing person,* welches aufgrund der intersubjektiven Verbindung auch zur Erfüllung bzw. der Möglichkeit zur *self-actualizaition* Anderer beiträgt, wohingegen die Vorbereitung auf das volle Leben lediglich der Erfüllung von Defizit-Bedürfnissen entspricht. Das Befriedigen der Defizit-Bedürfnisse wirkt vorberei-

3 Mit persönlichem Konzept ist die jeweils subjektive Extension der Verwendung des Begriffs „Ich" gemeint, also alles, was wir unter dem Begriff fassen, wenn wir von unserem je eigenen „Ich" sprechen oder denken. Es ist bemerkenswert, dass es sich dabei nie um einen stabilen, gleichbleibenden, umfassenden Inhalt handeln kann, da das „Ich" als Ganzes einem sich im steten Fluss befindlichen Prozess gleicht und immer vom Kontext und Zeitpunkt abhängig ist und somit in seiner Totalität nicht zu fassen ist (vgl. hierzu Husserls Beschreibung des Ichbewusstseins als einheitlichen Bewusstseinsstrom Husserl, Hua XIII, S. 184ff.).

tend, schützend und behütend, wohingegen die Befriedigung des Wachstums-Bedürfnisses wachsend, erfüllend und erweiternd wirkt. Während in einer Gesellschaft die Befriedigung der Defizit-Bedürfnisse Einzelner – soweit dies durch begrenzte Güter geschieht – immer von der potenziellen Wirkung begleitet wird, die Defizit-Bedürfnisse Anderer zu verstärken, und somit eine Konkurrenzsituation um die Verteilung gesellschaftlicher Güter entsteht, begünstigt *self-actualization* – durch den Überschuss an *positiver Gesundheit,* der sich über mehrere Akteure erstreckt – das Zusammenleben und führt zu gemeinsamem Wachstum, was sich in Form von gesellschaftlichem Wachstum niederschlagen und die Produktivität und Bereitstellung gesellschaftlicher Güter begünstigen kann.

Diese Überlegung lässt den Schluss zu, dass *self-actualizing people* in höherem Maß sozial verbunden, ethisch verantwortungsvoll und demokratischer handeln. Das ergibt sich auch in den Beobachtungen Maslows, der als operative Merkmale für *self-actualization* folgende Liste vorschlägt (Maslow, 1985, S. 41):

1. Größere Wahrnehmung der Realität.
2. Wachsende Akzeptierung seiner selbst, der anderen und der Natur.
3. Zunehmende Spontaneität.
4. Bessere Problemzentrierung.
5. Größere Distanz und Sehnsucht nach Zurückgezogenheit.
6. Wachsende Autonomie und Resistenz gegen Akkulturation.
7. Größere Frische des Verständnisses, größerer Reichtum der emotionalen Reaktion.
8. Höhere Frequenz der Grenzerfahrungen.
9. Wachsende Identifikation mit der menschlichen Spezies.
10. Veränderte (der Kliniker würde sagen: verbesserte) zwischenmenschliche Beziehungen.
11. Demokratische Charakterstruktur.
12. Stark zunehmende Kreativität.
13. Gewisse Wandlungen im Wertsystem.

3. Das Konzept der *fully functioning person* bei Rogers

Das Konzept der *fully functioning person* stammt von Carl Rogers. Indem er sich die Frage stellt, was die allgemeinen Charakteristika einer Person sind, die erfolgreich eine Psychotherapie durchlaufen hat, entwirft er sein Konzept der *fully functioning person* als Idealbild und hypothetischen Endpunkt des therapeutischen Prozesses. Sein Konzept formuliert er als allgemeines und anzunäherndes Ziel. Er stellt darüber hinaus klar, dass es ihm nicht primär darum geht, andere von seinem Konzept der fully functioning person zu überzeugen, sondern er möchte damit eine Grundlage schaffen und dazu inspirieren, dass sich Therapeut*innen selbst die Mühe machen, sich ein möglichst klares und überzeugendes Konzept der *fully functioning person* als Endpunkt eines erfolgreichen Therapieprozesses zu machen (Rogers, 1963).

In seinem Konzept kommt Rogers auf drei Hauptmerkmale der *fully functioning person:* Erstens Offenheit für eigene Erfahrungen ("This person would be open to his experience"; ebd., S. 23), zweitens eine existentielle Grundhaltung ("This person would live in an existential fashion"; ebd., S. 24) und drittens Grundvertrauen in den eigenen Organismus als Anzeiger, um in jedem Augenblick das zufriedenstellendste Verhalten zu erreichen ("This person would find his organism a trustworthy means of arriving at the most satisfying behavior in each existential situation"; ebd., S. 24).

Bevor im Folgenden das Konzept der *almost fully functioning person* in der REVT betrachtet wird, scheint es unerlässlich, kurz auf eines der wichtigsten Kernelemente von Ellis' Philosophie einzugehen: die Ablehnung der pauschalen Bewertung des Selbst, Anderer und der Welt im Ganzen.

4. Kritik am Selbstwert – *the myth of self-esteem*

In *The Myth of Self-Esteem* macht Ellis zu Beginn in provokativer, aber ernstgemeinter Manier deutlich, für wie problematisch er das Konzept eines globalen Selbstwerts hält:

> In the usual way it (self-esteem) is defined by people and by psychologists, I'd say that it is probably the greatest emotional disturbance known to man and woman: Even greater than hating other people, which seems somewhat worse, but is perhaps a little better. (Ellis, 2005, S. 13)

Selbstwert bedeutet allgemein verstanden, dass wir individuell unser jeweiliges Selbst, unser Sein, unsere Persönlichkeit, unser Wesen, unser „Ich" in seiner Gesamtheit bzw. Totalität bewerten. Vom Erfolg oder der Effektivität, die wir in unserem Handeln in Reflexion erkennen, gehen wir über bei der Bewertung von „Dies ist gut" zu „Ich bin gut". Wenn wir zum Beispiel erfolgreich für eine Prüfung gelernt und anschließend gute Leistung erbracht haben, vollziehen wir möglicherweise folgende Reflexion: „Ich habe effektiv gelernt und erfolgreich Leistung erbracht, dies ist gut, ich bin dafür verantwortlich und habe das selbst erreicht, also bin ich effektiv und erfolgreich, also bin ich gut." Der Übergang vom Bedingten, der besonderen und kontextgebundenen Leistung, zum Unbedingten, dem allgemeinen persönlichen Konzept als Ganzes, stellt hierbei das Problem dar. Der erste Teil, die Bewertung der Resultate und Leistungen, die wir tätig in der Welt seiend immer kontextgebunden vollbringen, ist für Ellis gerechtfertigt, sinnvoll und unproblematisch. Den zweiten Teil, die Identifikation mit dem Resultat und der Leistung („also bin ich effektiv und erfolgreich"), und schließlich der Übergang zur Bewertung des globalen Selbst („also bin ich gut"), sieht Ellis durch die Annahme eines klassischen Selbstwertkonzepts bedingt und höchst problematisch, da so ein Konzept gleichsam zwar die Bedingung für die Anerkennung, aber auch für die Verachtung des individuellen Selbst als Ganzes darstellt (Ellis, 2005). Für Ellis und die REVT besteht ein sinnvoller Umgang mit dem Problem des Selbstwerts darin, sich konsequent in *epochê* (Urteilsenthaltung) gegenüber der globalen Bewertung des eigenen Selbst zu begeben und sich stattdessen in unbedingter Selbstakzeptanz *(unconditional self-acceptance)* zu üben.[4]

Ellis ist überzeugt davon, dass wir uns für *unconditional self-acceptance* und gegen einen globalen Selbstwert entscheiden können, und es mit steter Übung und Anstrengung gelingt, sich diese Haltung zur relativ stabilen Gewohnheit zu machen (Ellis, 2005).

Das heißt, in unserer Reflexion über den Erfolg und Misserfolg, das Gelingen und Scheitern, die Effektivität und Inneffektivität etc. bezogen auf unser Handeln haben wir stets aktiv den Gedanken mitzufassen, dass wir nicht unser Handeln sind. Auch wenn wir Fähigkeiten oder Charakterzüge an uns erkennen, denen wir Ursächlichkeit am Ausgang unseres Handelns zuschreiben, üben wir es, zu vermeiden, von der Bewertung dieser Fähigkeiten und Charakterzüge im Besonderen auf uns als Ganzes überzugehen, da es sich immer um veränderbare Teilaspekte von uns handelt. Nehmen wir zum Beispiel an, wir erkennen an uns den Charakterzug, in sozialen Gruppen schüchtern aufzutreten, und schreiben ihm Ursächlichkeit zu, dass wir in einer bestimmten Situation unfähig sind, neue Kontakte zu knüpfen, und als Resultat wenige bis gar keine Beliebtheit in diesen Gruppen erhalten. Die Schüchternheit und die Unfähigkeit, in sozialen Gruppen kontaktfreudig aufzutreten, können wir bewerten, ohne den Schluss auf einen Wert für unser Selbst als Ganzes zuzulassen; stattdessen begeben wir uns in unbedingte Selbstakzeptanz. Das heißt, wir akzeptieren uns als fehlbares menschliches Wesen, dem es zu eigen ist, sich mal effektiv, mal inneffektiv, mal gelingend, mal scheiternd, mal gut, mal schlecht zu verhalten und dem sowohl positive als auch negative Fähigkeiten und Eigenschaften zukommen können. Wir akzeptieren unser komplexes, stetig wandelbares und prozesshaftes Dasein als nicht sinnvoll bewertbares, aber veränderbares Ganzes. In dem wir uns keinen globalen Selbstwert geben, sondern uns in unserem Sein ohne Bedingungen akzeptieren, bewahren wir uns unsere Würde als Menschen. Heidegger schreibt in seinem Brief *Über den Humanismus*:

> Vielmehr gilt es endlich einzusehen, daß eben durch die Kennzeichnung von etwas als »Wert« das so Gewertete seiner Würde beraubt wird. Das besagt: durch die Einschätzung von etwas als Wert wird das Gewertete nur als Gegenstand für die Schätzung des Menschen zugelassen. (Heidegger, 1949, S. 41)

---

4 Der Begriff *epochê* stammt aus der pyrrhonischen Skepsis, jener hellenistischen Philosophie, die sich in radikaler Gegnerschaft zu allen dogmatischen Philosophien ihrer Zeit (Stoiker, Epikureer, Peripatetiker, akademische Skeptiker usw.) eine völlig undogmatische Lebensweise zu eigen gemacht hat, bei der sich Gemütsruhe als Effekt der *epochê* (Urteilsenthaltung) gegenüber allem Verborgenen (d. h. dogmatisch Gesetztem) einstellt. „Deswegen also nennen wir das Ziel des Skeptikers Seelenruhe in den auf dogmatischem Glauben beruhenden Dingen, in den aufgezwungenen dagegen maßvolles Leiden." (Sextus Empiricus, PH I, 30). In Ellis' Bestreben für undogmatisches und gegen dogmatisches Denken als Quelle emotionaler Dysfunktionalität finden sich einige Ähnlichkeiten zur Haltung der pyrrhoneischen Skeptiker.

Gelingt uns dies, dann verachten wir uns nicht selbst dafür, dass wir uns schüchtern verhalten und keine Beliebtheit erlangt haben, wir akzeptieren uns stattdessen als fehlbares menschliches Wesen mit den Charaktereigenschaften und Fehlern, die wir in diesem besonderen Kontext an uns erlebt haben. In der *unconditional self-acceptance* eingeschlossen liegt auch, sich dessen bewusst zu bleiben, dass unsere Charaktereigenschaften und Fehler nicht allgemein und stabil für unser Selbst stehen, sondern wir stets daran arbeiten und uns verändern können, da unser Selbst ein Prozess ist und kein Zustand. Wir bewahren die Achtung für unser persönliches Konzept und schaffen ein Fundament dafür, unser Verhalten und unsere Fähigkeiten kritisch zu reflektieren und zur Aktualisierung unseres Selbst *(self-actualization)* überzugehen.

Ellis betont, dass *unconditional self-acceptance* eine Entscheidung ist und hartnäckig eingeübt werden muss. Neben der Entscheidung für *unconditional self-acceptance* bietet uns die Weise unseres Daseins, wie Ellis sie von Heidegger und Sartre dargelegt sieht, zwei weitere Entscheidungen.

> As Heidegger, Sartre, and other existentialists have nicely stressed, we humans integrally have a three-in-one inclusion: (1) We are individually alive and kicking as unique persons – for a while and in memory. (2) We have our Being with others, in a give-and-take social context. (3) We exist in the world of animate and inanimate things with we continually integrate and interact. We influence ourselves, others, and the world – integrally! (Ellis, 2005, S. 247)

Neben der Weigerung zur globalen Bewertung unserer Selbst (1) liegt es nahe, sich in eine ähnliche Urteilsenthaltung gegenüber der pauschalen Bewertbarkeit Anderer (2) und der Welt (3) zu begeben, und sich stattdessen für *unconditional other-acceptance* und *unconditional world-acceptance* zu entscheiden. Auch hierbei geht es darum, den Übergang vom Besonderen zum Allgemeinen, vom Teil zum Ganzen zu vermeiden. Die Möglichkeit, besondere Verhaltensweisen oder einzelne Eigenschaften Anderer kontextbezogen positiv zu bewerten oder zu verurteilen, bleibt vollständig erhalten, lediglich die Folgerung aufs Ganze, der Übergang von „dieses hier, was du tust, ist schlecht“ zu „also bist du schlecht“ oder „ihre Fähigkeiten und Eigenschaften in dieser Situation, die zu ihrer Leistung geführt haben, sind hervorragend und bewundernswert“ zu „also ist sie hervorragend und bewundernswert“, ist von der Urteilsenthaltung betroffen.

Dasselbe gilt für die Welt, wenn uns ein Unglück widerfährt oder wir mit Übeln in der Welt konfrontiert sind. So erwehren wir uns dem Übergang von der Bewertung des besonderen Ereignisses (oder auch der Summe von besonderen Ereignissen) zu der Welt als Ganzes. Stattdessen entscheiden wir uns dafür, an einer Haltung der *unconditional acceptance* zu arbeiten und diese gegenüber uns Selbst, Anderen und der Welt einzuüben, indem wir diese drei Erfahrungsbereiche der *conditio humana* als komplexe und in steter Veränderung befindliche Prozesse akzeptieren, die wir kontextbedingt mal als gut und mal als schlecht erleben, die aber im Ganzen nicht sinnvoll gut oder schlecht genannt werden können.

5. *Self-actualization* und *almost fully functioning person* bei Ellis

Für das zweite Ziel der Praxis der REVT, das persönliche Wachstum gemäß den gewählten Lebenszielen und -entwürfen, ist deutlich geworden, dass es unerlässlich ist, sich für *self-actualization* zu entscheiden, es sich als Ziel zu setzen, *more fully functioning* zu werden, und stetig daran zu arbeiten. Die *fully functioning person* der REVT wird hier, um dem unrealistischen Setzen eines Ideals entgegenzuwirken, als *almost fully functioning person* verstanden. Nun ist es nötig, sich Klarheit darüber zu verschaffen, welche Charakteristika unser almost fully functioning self, für dessen *self-actualization* wir uns entscheiden, besitzt. Ellis benennt folgende Merkmale für *self-actualization* im Sinne einer humanistischen Psychologie und der REVT (Ellis, 1991, S. 11–14):

1. Nonconformity and individuality.
2. Self-awareness.
3. Acceptance of ambiguity and uncertainty.
4. Tolerance.
5. Acceptance of human animality.
6. Commitment and intrinsic enjoyment.
7. Creativity and originality.
8. Social interest and ethical trust.
9. Enlightened self-interest.
10. Self-direction.
11. Flexibility and scientific outlook.
12. Unconditional self-acceptance.
13. Risk-taking and experimenting.
14. Long-range hedonism.

Die Hauptmerkmale einer *almost fully functioning person* in der REVT skizziert Ellis (ebd., S. 15):

1. Actively choosing self-actualization.
2. Disputing absolutist shoulds and musts that block its achievement.
3. Preferring but not requiring solving self-actualization problems.
4. Tolerance of oneself and others.
5. Overcoming procrastination and low frustration tolerance.
6. Framing the problem as a systematic problem to be redesigned.
7. Moving from either/ors toward and/alsos – including ambiguity, paradox, inconsistency, confusion, etc. and then "pushing" toward an integrated wholeness.

Die Philosophie von Ellis eignet und empfiehlt sich für jede*n, nicht nur für Personen, die an emotionalen Problemen leiden. Sie kann von allen gewinnbringend angewandt werden, die sich für *self-actualization* entscheiden wollen und die Bereitschaft haben, sich durch die Praxis der REVT mit Hingabe oder wie Ellis betont mit "Work and practice! Yes, work and practice!" ein *more fully functioning self* und damit ein relativ glückliches Dasein zu verschaffen. Sich ein absolut glückliches Dasein zu verschaffen ist unrealistisch und als Zielsetzung für das eigene Leben mit Ellis abzulehnen. So schließt Ellis in *The myth of self-esteem:*

> I still, with the Buddhists, say that life has its inevitable suffering and frustration, as well as its satisfactions and pleasures. Approach it by realistically and maturely thinking, feeling, and working to enjoy what you can; by unangrily and unwhiningly accepting (not liking) what you cannot change; and having the wisdom to know (and accept!) the difference. You can then open yourself to much joy. Accepting inevitable pain is unpleasant – but it can lead to self-actualization and fulfillment. If you choose! (Ellis, 2005, S. 253)

Literatur

Bernard, E. M., Froh J. J., DiGiuseppe, R., Joyce, R. M. & Dryden, W. (2010). Albert Ellis: Unsung hero of positive psychology. *The Journal of Positive Psychology, 5/4,* 302–310.

Brown, J. D., Dutton, K. A. & Cook, K. E. (2001). From the top down: Self-esteem and self-evaluation. *Cognition and Emotion.*

Dryden, W. & Still, A. (2006). Historical aspects of mindfulness and self-acceptance in psychotherapy. *Journal of Rational-Emotive & Cognitive Behavior Therapy, 24,* 3–28.

Ellis, A. (1991). Achieving self-actualization: The rational-emotive approach. *Journal of Social Behavior & Personality,* 6 (5), 1–18.

Ellis, A. (1992). "Psychotherapy and the value of a human being." In J. W. Davis (Ed.), *Value and valuation: Axiological studies in honor of Robert S. Hartman.* Knoxville: University of Tennessee Press.

Ellis, A. (2005). *The myth of self-esteem: How rational emotive behavior therapy can change your life forever.* Amherst: Prometheus.

Ellis, A. & Becker, I. M. (1982). *A guide to personal happiness.* Chartsworth: Wilshire Book Company.

Heidegger, M. (1949). *Über den Humanismus.* Frankfurt a. M.: Vittorio Klostermann.

Hossenfelder, M. (2021). *Sextus Empiricus Grundriß der pyrrhonischen Skepsis.* Frankfurt a. M.: Suhrkamp.

Husserl, E. (1992). *Grundprobleme der Phänomenologie* (1910/1911). Hamburg: Felix Meiner Verlag.

Maslow, A. A. (1985). *Psychologie des Seins.* Frankfurt a. M.: Fischer.

Rogers, C. R. (1963). The concept of the fully functioning person. *Psychotherapy: Theory, Research & Practice, 1/1,* 17–26.

Sartre, J. P. (2000). *Der Existentialismus ist ein Humanismus.* Hamburg: Rowohlt.

Widerspruch oder Chance auf ein integratives Gesamtmodell?

Das ABC-Modell der REVT als Bestandteil der klassischen Verhaltensanalyse nach dem SORKC-Modell

Daniel Kilian

1. Ausgangslage

Trotz seiner Wurzeln in der Psychoanalyse wandte sich Albert Ellis früh der Verhaltenstherapie als therapeutischem Ansatz zu (vgl. Ellis & Joffe Ellis, 2012, S. 13). Da die Verhaltenstherapie zu jener Zeit den innerpsychischen Prozessen seiner Ansicht nach zu wenig Beachtung schenkte, entwickelte er seinen vielbeachteten Ansatz der Rational-Emotiven Verhaltenstherapie. Dieser fokussierte sich in seinem Erklärungsmodell, anders als der verhaltenstherapeutische Mainstream dieser Zeit, vor allem auf die kognitiven und emotionalen Prozesse seiner Patient*innen. Besonders die Disputation von "irrational Beliefs", welche nach seinem Modell dysfunktionale Emotionen und damit letztlich dysfunktionale Handlungs- und Bewältigungsstrategien bedingen, stand im Vordergrund. Damit wurde er neben Aaron T. Beck zu einem wegweisenden Vorreiter und Mitbegründer der Kognitiven Verhaltenstherapie. Zentrales Kernstück seiner Theorie stellt dabei das ABC-Modell zur Erklärung und Herausarbeitung der "iBs", also der irrational Beliefs, dar.

Spätestens mit Albert Banduras sozial-kognitiver Lerntheorie stellte sich in der Psychologie und Verhaltenstherapie die sogenannte „kognitive Wende“ ein und die gedanklichen Prozesse rückten wieder in den Fokus von Forschung und therapeutischer Praxis. Obligatorisches Kernelement der Problemanalyse in der Verhaltenstherapie bleibt allerdings weiterhin die Verhaltensanalyse nach dem SORKC-Modell. Das ABC-Modell von Ellis wird in der etablierten verhaltenstherapeutischen Literatur in der Regel losgelöst von dieser Verhaltensanalyse thematisiert (vgl. z. B. Margraf & Schneider, 2018; Brakemeier & Jacobi, 2017; Reinecker, 1999; Leibing, Hiller & Sulz, 2019; Fliegel et al., 2021) oder teilweise auch gar nicht erwähnt (vgl. z. B. Reinecker, 2005). Dies ist naheliegend, handelt es sich doch um zwei unterschiedliche Modelle mit einem vollkommen differenten Fokus. So beschreibt das SORKC-Modell eine Verhaltenssequenz eher umfassend unter Einbeziehung der intrapersonellen, interpersonellen sowie umweltbedingten vorausgehenden und nachfolgenden

Faktoren. Es erklärt Zusammenhänge und Motive damit auf Basis lernpsychologischer Grundlagen (vgl. Schermer, 2016, S. 11ff.). Das ABC-Modell dient hingegen vor allem der Erklärung kognitiver Prozesse und dem Entstehen dysfunktionaler Emotionen durch grundlegende absolutistische Bewertungsmuster (vgl. De Jong-Meyer, 2018, S. 502). Die Methode kommt damit gänzlich ohne Bezug auf lernpsychologische Erkenntnisse aus.

Dennoch lässt sich bei näherer Betrachtung feststellen, dass beide Modelle in ihrer inneren Logik und ihren jeweiligen Erklärungsmustern keinesfalls im Widerspruch stehen. Schon 1996 betonte Wilken, dass die Abgrenzung der REVT von der „modernen" Kognitiven Verhaltenstherapie schwierig sei und viele Verhaltenstherapeut*innen die REVT als eine Methode der kognitiven Umstrukturierung und somit als eine genuin verhaltenstherapeutische Technik ansehen (vgl. Wilken, 1996, S. 6f.). Andere hingegen betrachten die REVT als eigenen integrativen Ansatz, in den verhaltenstherapeutische Methoden inkludiert werden können (vgl. ebd.). Wilken sprach in demselben Artikel auch von einer Identitätskrise der Verhaltenstherapie, da es einer übergeordneten Rahmen-Verhaltenstheorie fehle und die Ansätze der klassisch behavioralen Theorien unverbunden und gleichwertig neben den kognitiven Theorien wie beispielsweise der REVT stehen würden (vgl. ebd., S. 13). Die REVT erlaube aber vor dem Hintergrund einer eigenen einheitlichen kognitiven Rahmenkonzeption die integrative Einordnung verschiedener – also auch verhaltenstherapeutischer – Methoden in die REVT (vgl. ebd., S. 13). Wenn man nun die Verhaltensanalyse nach dem SORKC-Modell als Minimalkonsens eines verhaltenstheoretischen Rahmens für die KVT betrachtet und die REVT in ihrem Theoriensystem eine induktive Integration verhaltenstherapeutischer Methoden erlaubt, wäre es aus einer eher deduktiven Sichtweise nicht auch möglich, die REVT in die Verhaltensanalyse zu integrieren? Ist es möglich, den Prozess des ABC-Modells innerhalb des SORKC-Modells abzubilden und somit dessen lernpsychologische Sichtweise um Ellis' Sichtweise absolutistischer Bewertungsprozesse zu einem integrativen Gesamtmodell zu ergänzen? Damit wäre es möglich, Erklärungsansätze beider Modelle in einem Gesamtprozess zu beschreiben. Dazu ist es notwendig, zunächst den Aufbau und den Prozess beider Modelle genau zu betrachten. Es müssen die Parameter identifiziert werden, bei denen sich Aspekte oder Konstrukte in gleicher Weise in beiden Ansätzen wiederfinden.

2. Das SORKC-Modell als horizontale Problemanalyse in der Verhaltenstherapie

Wie eingangs bereits erwähnt, ist das SORKC-Modell der Verhaltensanalyse bis heute eine fundamentale Grundlage verhaltenstherapeutischen Handelns. Wenn man so möchte, ist die Verhaltensanalyse neben verschiedenen klinischen und testpsychologischen Verfahren fast schon der kategorische Imperativ verhaltenstherapeutischer Diagnostik.

Seinen theoretischen Ursprung hat das SORKC-Modell in den lernpsychologischen Grundlagen des instrumentellen Lernens von B. F. Skinner (vgl. Skinner, 1953). Dieser beschrieb den sogenannten S-R-C-Schluss, d. h. den Zusammenhang von vorausgehenden Stimuli als diskriminierende Hinweisreize für bestimmtes folgendes Verhalten und deren potenziell erwarteten Wirkungen/Konsequenzen (S–R) einerseits sowie den Zusammenhang zwischen selbigem Verhalten und den darauf kontingent nachfolgenden Stimuli bzw. Konsequenzen (R–C) andererseits. Der S-R-C-Schluss ermöglichte, in einem Schema die funktionellen Beziehungen von Verhaltensweisen und deren Folgen im Sinne der operanten Konditionierung abzubilden. Das eigentliche Erleben und Verhalten – im Modell als Reaktion R bezeichnet –, das im Zentrum der Analyse steht, wurde dabei sehr umfassend definiert und beinhaltet neben dem motorischen Verhalten auch kognitive Prozesse, emotionales Erleben sowie physiologische Körperreaktionen. Unter den vorausgehenden diskriminativen Hinweisreizen fasst man eine ganze Reihe antezedenter Bedingungen zusammen, wie Ort, Zeit, Anwesenheit anderer Personen, Verhalten anderer Personen, besondere physikalische sachstrukturelle Bedingungen sowie das derzeitige intrapersonale psychische und das somatische Befinden (vgl. Schermer, 2016, S. 36f.). Die nachfolgenden Konsequenzbedingungen können ebenfalls aus der sozialen oder physikalischen Umwelt sowie intrapersonellen physischen oder psychischen Prozessen entstammen und stehen kontingent mit dem vorausgehenden Verhalten in Verbindung. Sie haben durch ihre verstärkende bzw. bestrafende Wirkung unmittelbaren Einfluss auf die Auftretenswahrscheinlichkeit des beschriebenen Verhaltens. Dieser Zusammenhang kann in dem Modell anhand von Skinners operanten Lerngesetzen erklärt werden. Im Fall der Verstärkung kommt es zu einer Steigerung der Auftretenswahrscheinlichkeit des gezeigten Verhaltens entweder aufgrund einer auf das Verhalten folgenden, neu hinzukommenden positiven Konsequenz (positive Verstärkung) oder aufgrund eines durch das Verhalten ausgelösten Wegfalls eines bisher bestehenden aversiven Stimulus (negative Verstärkung). Äquivalent sinkt im Fall der operanten Bestrafung die Auftretenswahrscheinlichkeit des Verhaltens aufgrund eines kontingent folgenden, neuen aversiven Stimulus (positive oder direkte Bestrafung) oder aufgrund des Wegfalls eines bisher bestehenden positiven Stimulus (negative oder indirekte Bestrafung).

Maßgeblich erweitert und in der Verhaltenstherapie etabliert wurde das Modell durch Frederick Kanfer, der das S-R-C-Schema um das zuerst von Lindsley gesondert benannte Kontingenzverhältnis K sowie um eine Organismusvariable „O“ ergänzte. So entstand die bis heute gültige Grundstruktur der SORKC-Verhaltensgleichung, die im deutschsprachigen Raum vor allem durch den Selbstmanagement-Ansatz von Kanfer, Reinecker und Schmelzer bekannt wurde (vgl. Kanfer, Reinecker, & Schmelzer, 2012). Die Organismusvariable umfasste zunächst eine sehr enge Definition von biologischen (z. B. Genetik, Stoffwechsel, angeborene Dispositionen) und medizinischen Faktoren. Erst später wurde sie von verschiedenen Autoren sukzessive um innerpsychische Prozesse der Wahrnehmung, der inneren Verarbeitung, der Selbstregulation sowie übergeordneter Regeln, Pläne und Werte ergänzt und erweitert. So hat sich vor allem diese Organismusvariable im Laufe der Zeit inhaltlich stark verändert und wurde zu einem Sammelbecken für alle übergeordneten Prozesse, die sich in einer einzelnen Mikroverhaltensfrequenz nicht abbilden lassen, auf das Verhalten jedoch Einfluss nehmen. Auch die vier funktionalen Konsequenzbedingungen unter „C“ wurden im Laufe der Jahre weiter ausdifferenziert und in kurz- bzw. langfristige sowie interne und externe Konsequenzen unterteilt. Diese Weiterentwicklungen des S-R-C-Schemas verliefen im deutschsprachigen Raum vor allem in zwei parallelen Entwicklungslinien: der bereits erwähnten von Kanfer und anschließend von Schulte (s. Abbildung 1) sowie der von Bartling, Echelmeyer und Engberding.

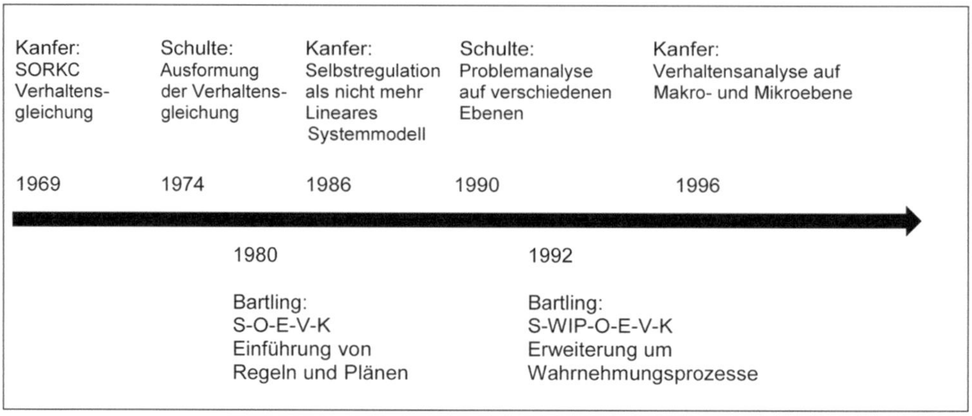

Abbildung 1: *Entwicklungslinien der Analysemodelle, angelehnt an Wassmann (2006, S. 40)*

Die Entwicklungslinie der Verhaltensgleichung bei Kanfer erweiterte das SORKC-Modell im Laufe der Jahre vor allem um die Erklärung gelingender oder misslingender Selbstregulationsprozesse. An verschiedenen Stellen des SORKC-Modells werden die Wechselwirkungen der Determinanten α, β, γ im Verhaltensfluss beschrieben. γ entspricht dabei externen Variablen, d. h. physikalische und soziale Umwelteinflüsse, das Verhalten anderer Personen, aber auch das extern gerichtete motorische Verhalten der Zielperson. β beschreibt psychologische Personenvariablen und γ biologisch-physiologische Variablen (vgl. Kanfer et al., 2012, S. 216).

- S beschreibt in Kanfers Modell die Situation mit den antezedenten Bedingungen, also soziale oder umweltbedingte Variablen in Sinne von α.
- Die Organismusvariable (O) erweitert ihre ursprüngliche Definition der biologisch-physiologischen Ausgangslage/Disposition (= γ) um psychologische übergeordnete Personenvariablen (= β). Diese schließen nach Kanfers Modell bisherige Erfahrungen im Laufe der Sozialisation, Modelle aus der Familie, die individuelle bisherige Lerngeschichte sowie psychologische familiäre Belastungen und Vulnerabilitäten mit ein, die in der Summe zu situationsübergeordneten Erwartungsschemata wie: „Ich werde mich blamieren“ oder „das schaffe ich nicht!“ führen (vgl. Reinecker, 2015, S. 41). β und γ stehen hier teils in reziproker Wechselwirkung miteinander.

- R umfasst das zu analysierende Zielverhalten auf den Ebenen motorisches, von außen beobachtbares Verhalten (= α) sowie kognitives und emotionales Erleben der Person in der Situation (= β) und physiologische Reaktionen (= γ), die sich ebenfalls teilweise reziprok determinieren, zumindest aber miteinander in Verbindung stehen (vgl. Kanfer et al., 2012, S. 201ff.).
- KC (häufig nur als K für Konsequenz abgekürzt) bezeichnet die nachfolgenden Konsequenzbedingungen im Sinne externer Umwelt- oder sozialer Variablen (= α), aber auch innerpsychischer (= β, z. B. internale Verstärker) oder physiologischer Konsequenzen (= γ). K beschreibt die kontingente Wirkung auf die Verhaltensrate im Sinne operanter Verstärkung und auch die Differenzierung in kurzfristige (verhaltenswirksamere) und langfristige Konsequenzen (vgl. Reinecker, 2015, S. 41).

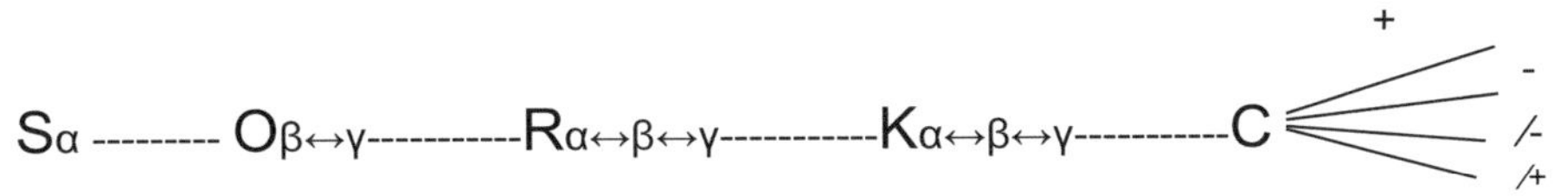

Abbildung 2: *SORKC-Modell nach Kanfer, angelehnt an Wassmann (2006, S. 41) und Kanfer und Kollegen (2012, S. 216)*

Die zweite Entwicklungslinie des funktionalen Bedingungsmodells von Bartling und Kolleg*innen gleicht in der Grobstruktur der von Kanfer und Schulte, unterscheidet sich jedoch sowohl in der Unterteilung als auch der inhaltlichen Ausgestaltung der O-Variable und der Konsequenzbedingungen. So umfasst S auch bei Bartling und Kolleg*innen dieselben Situationsmerkmale wie bei Kanfer und Schulte. O wird anders als bei Kanfer in O = ursprüngliche Organismus-Bedingungen (z. B. genetisch-biologische Funktionen, psychophysische Reaktionsmuster, Drogeneinwirkungen, erworbene Defizite, aber auch momentane Bedingungen wie Kopfschmerz oder Ermüdung) und das neu eingeführte E = Erwartungen unterteilt. E meint Erwartungen an das eigene Verhalten, an die Konsequenzen, an die angenommenen Erwartungen anderer Personen und Standards bezüglich des eigenen Verhaltens (vgl. Bartling, Echelmeyer, Engberding & Krause, 1987, S. 30f.). Das Verhalten geben Bartling und Kolleg*innen stets mit V statt mit R an, es beinhaltet jedoch dieselben inhaltlichen Kategorien wie bei Kanfer und Schulte: motorische Modalität Vm, emotionale Modalität Ve, kognitive Modalität Vk und physiologische Modalität Vph. Die Konsequenzbedingungen umfassen ebenfalls wie bei Kanfer wieder die vier funktionalen Bedingungen von Verstärkung (positiv/negativ) und Bestrafung (positiv/negativ) sowie die Unterteilung in kurzfristige Kk- und langfristige Kl-Konsequenzen. Zudem unterscheidet Bartling die Konsequenzen explizit hinsichtlich des Entstehungshintergrundes: externe Konsequenzen Ke aus der (sozialen) Umwelt und interne Konsequenzen Ki wie Selbstbewertungen und physiologische Reaktionen (vgl. ebd., S. 32). Das entstandene S-OE-V-K-Modell wurde später von Bartling und Kolleg*innen selbst noch weiterentwickelt. So wurde in der späteren Version auch bei S ausdrücklich zwischen externen Se- und internen Si-Bedingungen unterschieden. Zudem wurde der Bereich OE nochmal grundlegend verändert. Während die biologischen Bedingungen hier als Ausgangslage dem Bereich S zugeordnet werden, wird E noch in den eigentlichen Wahrnehmungsprozess WP (Orientierung, Aufnehmen und Kodieren der Situationsbedingung) und die innere Verarbeitung iV aufgespalten. Die iV beinhaltet neben der Interpretation der Situation hinsichtlich der bereits bisher berücksichtigten Erwartungen, Kausalattributionen und Bedeutungszuschreibungen für die Person auch eine Bewertung der Situation in Bezug auf Bedürfnisse, Wünsche, Ziele und Ansprüche sowie die Handlungsvorbereitung im Sinne von Strategien, Handlungstendenzen, Selbstwirksamkeitseinschätzung und Motivation (vgl. Bartling et al., 2008, S. 46).

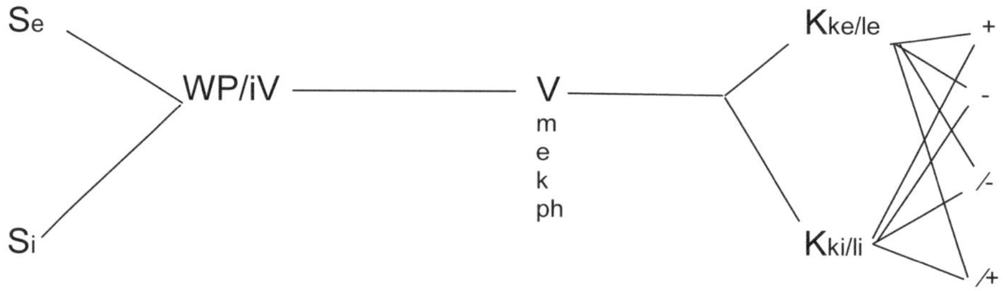

Abbildung 3: *Problemanalyse nach Bartling, angelehnt an Bartling und Kolleg*innen (2008, S. 47).* Se = externe Situationsbedingung, Si = interne Situationsbedingung, WP = Wahrnehmungsprozess, iV = innere Verarbeitung; V = Verhalten, m = motorisch, e = emotional, k = kognitiv, ph = physiologisch, Kke = Konsequenz kurzfristig extern, Kle = dito langfristig, Kki = Konsequenz kurzfristig intern, Kli = dito langfristig.

Wichtig erscheint außerdem, dass unabhängig davon, welches Modell der Verhaltensanalyse zugrunde gelegt wird, die Möglichkeit besteht, bei S neben den diskriminierenden Hinweisreizen auch ein SΔ anzugeben. SΔ steht für die Beschreibung von Kriterien, wann trotz ähnlicher situativer Bedingungen nicht die entsprechenden Erlebens- und Verhaltensäußerungen erfolgen.

3. Das revidierte ABC-Modell der REVT von Ellis

Das ABC-Modell stellt das zentrale Erklärungsmodell und gleichzeitig das wichtigste diagnostische Tool der REVT dar. Wie auch das SORKC-Modell wurde das ABC-Modell von Ellis stetig weiterentwickelt und erweitert (vgl. Ellis, 1997, S. 101). In seiner vollständigen

Form müsste man eigentlich von dem ABCZDE-Modell sprechen. Dabei stellt der Punkt Z für „Ziele" jedoch keinen Teil der Problemanalyse dar, sondern der Zielanalyse zur Herstellung eines Zielkonsenses für den Soll-Zustand zwischen Therapeut*in und Patient*in (vgl. ebd.). Auch der Punkt D für die „Disputation" der irrational Beliefs, also dem eigentlichen Hinterfragen und Umstrukturieren der absolutistischen Forderungen, sowie der Punkt E für „Ergebnis" (vgl. Schwartz, 2014, S. 74) oder „effektive Philosophie" (vgl. Ellis et al., 2012, S. 30) als Resultat des therapeutischen Prozesses beziehen sich bereits auf den eigentlichen Interventionsprozess. So verbleiben letztlich die namensgebenden Punkte A, B und C für den diagnostischen Erklärungsprozess des Erlebens und Verhaltens.

- A steht dabei traditionell für „aktivierende Ereignisse". Diese aktivierenden Ereignisse beschreiben dabei äußere Umstände und gegenwärtige Erlebnisse, Situationen und Interaktionen (vgl. Schwartz, 2014, S. 39). Es kann sich aber auch auf interne Reize beziehen (vgl. Einsle & Hummel, 2015, S. 95). In seinen früheren Arbeiten und teils bis in die aktuelle Literatur zur REVT übernommen hat Ellis A ausschließlich mit diesem aktivierenden Ereignis gleichgesetzt. In seinen späten Werken wird stattdessen manchmal auch von A als "Adversity", also Widrigkeit, gesprochen (vgl. Ellis et al., 2012, S. 30; Dryden, DiGiuseppe & Neenan, 2010, S. 4). Ellis hat dabei nie eine explizite Abgrenzung der Begriffe "Activating Event" und "Adversity" vorgenommen und die Begriffe weiter teilweise synonym verwendet (vgl. ebd., S. 30). Gleichzeitig wird in seinen Ausführungen zu Adversity aber deutlich, dass das eigentlich auslösende A nicht grundsätzlich als der situative Kontext verstanden werden darf, sondern als die erlebte Widrigkeit, die dieses Ereignis für diese Person beinhaltet. So wird die beschriebene Situation von einer neutralen Kontextbeschreibung erst dadurch zu einem A, dass sie für die Person eine persönliche Widrigkeit im Sinne eines unerwünschten und mit negativen Gefühlen verbundenen Erlebens darstellt (vgl. Schwartz, 2014, S. 39). Dies können erlebte Gefahren, Verluste, Beleidigungen, Ablehnungen oder eigene Unzulänglichkeiten und Fehler sein (vgl. ebd., S. 39).
- B steht für die "Beliefs", also grundlegende überdauernde Bewertungen, Einstellungen, Haltungen, Werte und Ansichten der Person. Diese können, aber müssen nicht zwangsläufig in der Situation unmittelbar bewusst sein. Sie beeinflussen jedoch sehr stark die jeweilige Einordnung des As durch die Person und somit auch Handlungen, Handlungsimpulse und vor allem das emotionale Erleben der Person. Ellis konstatiert, dass nicht das, was passiert = A unsere Reaktionen und Gefühle verursacht, sondern die damit verbundene Bewertung im Sinne der Bs (vgl. Schwartz, 2014, S. 44). Der im Alltagsdenken irrige A-C-Schluss muss also aufgelöst und um die moderierende Bewertung B ergänzt werden. Die Überzeugungen und Bewertungen bei B können rational, also logisch, empirisch belegbar und situationsangemessen und somit funktional sein (vgl. Einsle et al., 2015, S. 95). Solche Bewertungen werden gesunde *rational Beliefs* (rBs) genannt. Sind die Bewertungen hingegen nicht logisch und empirisch belegbar oder situationsunangemessen, spricht man von *irrational Beliefs* (iBs). Diese iBs zeichnen sich

durch rigide absolutistische Forderungen in Form von Muss- oder Soll-Gedanken, globalen negativen Selbst- oder Fremdbewertungen, Katastrophendenken oder einer niedrigen Frustrationstoleranz aus (vgl. Wilken, 2008, S. 19). Ellis bezeichnet diese iBs in Abgrenzung zu den gesunden rBs auch als "hot cognitions" (vgl. Ellis, 1997, S. 83); rBs werden dagegen als "warm cognitions"" bezeichnet, da sie nicht zu ungesunden Emotionen, sondern zu angemessenen Handlungstendenzen und emotionalem Erleben führen (vgl. ebd., S. 84).

- C steht für die "Consequences", also die Konsequenzen, die auf die As in Verbindung mit den Bs folgen. Meist wird hier von emotionalen und Verhaltenskonsequenzen gesprochen, Dryden und Kollegen (2003, S. 5) betonen aber, dass auch die Konsequenzen kognitiver Art sein können. In diesem Fall handelt es sich um konkrete bewusste Gedanken, die in den jeweiligen Situationen auftreten und genauso wie das emotionale Erleben und die Handlungen bzw. Handlungstendenzen von den iBs oder rBs beeinflusst werden. Kognitive Cs werden auch als "cold cognitions" bezeichnet, da es sich nicht um bewertende Gedanken im Sinne der iBs handelt, sondern um rein deskriptive, in der Regel gefühlsneutrale Gedanken (vgl. Schwartz, 2012, S. 87f.). Diese kalten Kognitionen müssen dabei keinesfalls immer zielführend sein, sondern sie können durchaus antiempirische Schlussfolgerungen im Sinne der systematischen Denkfehler Aaron T. Becks sein, wären aber in der REVT dennoch dem Bereich C zuzuordnen, da eine dahinterliegende absolutistische Prämisse im Sinne der iBs angenommen wird und nur diese in der REVT schlussendlich zu disputieren ist (vgl. Wilken, 2008, S. 37). Auch wenn kognitive und Handlungs-Cs im ABC immer mitgedacht werden, liegt der Fokus auf dem emotionalen C und der Frage, wie es den Patient*innen gelingt, durch die Disputation des iB „ungesunde Emotionen" in gesundes emotionales Erleben umzuwandeln.

A, B und C stehen dabei in ständiger Interaktion miteinander (vgl. Ellis, 1997, S. 105). Diese Wechselwirkungen müssen im diagnostischen Prozess mitberücksichtigt werden. So ist es im Fall von dem der REVT eigenen Konstrukt des „Symptomstresses" möglich, dass ein iB als Folge von A beginnt, der dann auf A vorrückt und als ein neues A2 eingebracht wird, das wiederum ein neues iB2, also ein iB zweiter Ordnung generiert (vgl. ebd., S. 124). Das prominenteste Beispiel ist hier sicherlich die berühmte „Angst vor der Angst".

Das Assessment des ABC beginnt dabei nicht mit A, sondern zunächst mit der Exploration der emotionalen, handlungsorientierten und kognitiven Cs. Sie geht dann zu der zugrunde liegenden Adversity A und auf Grundlage dieses As in das Assessment der iBs über (vgl. Dryden et al., 2003, S. 23ff.). Das iB muss mit den C verknüpft werden und bildet so die Grundlage für die folgende Disputation, also den eigentlichen Veränderungsprozess.

4. ABC-Modell und SORKC-Analyse – ein Integrationsversuch

Betrachtet man nun diese vorangegangenen Ausführungen genauer, so findet man durchaus ausreichend Anknüpfungspunkte, um Ellis' ABC-Modell kongruent in das SORKC-Modell zu integrieren.

Das auslösende Ereignis A entspricht in seiner ursprünglichen Definition ohnehin weitgehend der Operationalisierung der internen und externen diskriminativen Stimulusbedingungen (SD) der Verhaltensgleichung. Die Definitionen umfassen in beiden Fällen die antezedenten Bedingungen wie Ort, Zeitpunkt, besondere situative Gegebenheiten und Anwesenheit sowie Verhalten anderer Personen. Somit sind S und A weitgehend identisch. Selbst Ellis' spätere Differenzierung zwischen auslösendem Ereignis im weiteren Sinne und der Adversity als A im engeren Sinne lässt sich im SORKC-Modell unter der Zuhilfenahme von SΔ differenziert abbilden. SΔ beschreibt Kriterien, bei deren Fehlen das identifizierte Problemverhalten trotz ähnlicher Situationsbedingungen nicht auftritt. So könnte man sagen, die bei SΔ gefundenen Kriterien entsprechen der für die Person erlebten Adversity, welche die Situationsbeschreibung erst zu einer bedeutungsvollen „iB determinierenden" Situation macht.

Etwas komplizierter wird die Integration der iBs und rBs. Das SORKC-Modell kennt keine Kategorien von irrationalen Beliefs. Konkrete situationsspezifische Kognitionen werden unter R-kognitiv angegeben. Die Beliefs in Ellis' Modell sind jedoch als Voraussetzung für das emotionale Erleben und die tatsächlichen Handlungen zu sehen (B ist Auslöser von C) und müssen diesen also zeitlich vorausgehen. Außerdem werden die Beliefs als situationsüberdauernde Grundüberzeugungen beschrieben, also Pläne und Bewertungen auf einer übergeordneten Ebene. In der ursprünglichen Version der Verhaltensanalyse, mit der engen Definition der O-Variable als biologische und medizinische Einflussfaktoren, wäre es demnach schwierig, das iB-Konstrukt stimmig in das Modell zu integrieren. Wie die Ausführungen jedoch gezeigt haben, wurde das Modell und insbesondere die O-Variable mehreren Revisionen unterworfen. Und so finden sich in der erweiterten O-Variable bei Kanfer bereits die individuellen Sozialisationserfahrungen, die bisherige Lerngeschichte und familiäre Modelle. Diese Sozialisations- und Lernerfahrungen beinhalten wiederum auch stabilere übergeordnete Werte, Einstellungen und Haltungen einer Person, die man durchaus als Grundbewertungsmuster einer Person in Form von absoluten Forderungen, Katastrophisieren, globalen Personenbewertungen oder der Tendenz zu einer geringen Frustrationstoleranz beschreiben könnte. An dieser Stelle ist eine Analogie zu den iBs im Sinne von Ellis naheliegend. Noch deutlicher wird dies in Bartlings Version der Verhaltens- und Problemanalyse herausgearbeitet. Dort wird in der neuesten Version die O-Variable in den Wahrnehmungsprozess des Organismus-WP und die innere Verarbeitung iV aufgegliedert. Gerade in der iV wird deutlich, dass es sich um stabile überdauernde Deutungsmuster der Person handelt, wenn Bartling und Kolleg*innen von der Interpretation der Situationen, Erwartungen, Kausalattributionen und Bedeutungszuschreibungen sprechen. Gerade die Bewertung der Situation in Bezug auf Bedürfnisse, Wünsche, Ziele und Ansprüche hat eine große Nähe zu Ellis' Logik der Mussturbationen, wenn diese nicht als Wünsche, sondern als Forderungen formuliert werden. Natürlich denkt Bartling nicht in denselben Kategorien der iBs. Diese lassen sich jedoch problemlos innerhalb der ausformulierten iV der O-Variable abbilden, ohne die interne Validität der SORKC-Kategorien zu gefährden. Dass dies in der therapeutischen Praxis implizit teilweise bereits stattfindet, lässt sich gut an Fallbeispielen zur O-Variablen aus der Literatur belegen. So schreibt Ubben (2017, S. 44) als Beispiel für einen Oberplan einer O-Variable: „Weil es in dieser Welt nur Sieger und Verlierer gibt, muss ich verhindern, dass ich vor Anderen als Versager dastehe. Dazu muss ich mich jederzeit perfekt präsentieren und rechtzeitig vor Blamagen schützen." Diese beiden Sätze beinhalten nicht nur an zwei Stellen absolute Muss-Forderungen, sie zeichnen sich auch durch ein rigides Schwarz-Weiß-Denken ohne empirischen Realitätsabgleich („es gibt nur Gewinner und Verlierer") sowie durch die Angst vor globaler Bewertung („als Versager dastehen") aus. Das passt perfekt in das Konzept der iBs, obwohl in dem Fallbeispiel kein Bezug auf das ABC-Modell oder die REVT genommen wird. Somit ist es eindeutig möglich, iBs oder nach der Disputation auch rBs unter der iV des SORKC-Modells abzubilden.

Das C des ABC wiederum findet sich offensichtlicher im SORKC-Modell wieder, wenn auch nicht unter dem C des SORKC, sondern unter R. Die Erlebens- und Verhaltensebenen des zu erklärenden Verhaltens des SORKC-Modells (kognitiv, emotional, motorisch und physiologisch) entsprechen den emotionalen, physiologischen und handlungsorientierten Cs im ABC und können daher in beiden Modellen eins zu eins unter C (im ABC-Modell) bzw. R (im SORKC-Modell) verwendet werden. Lediglich das kognitive R des SORKC-Modells stellt auf den ersten Blick ein Problem im ABC-Modell dar. So stehen die kognitiven Bewertungen hier unter B und gehen dem C zeitlich voraus, während das kognitive R im SORKC-Modell auf einer simultanen Ebene mit Emotionen und motorischen Handlungen ist. Da unter Bezug auf Dryden und Kollegen (2003) allerdings aufgezeigt werden konnte, dass Kognitionen in der REVT nicht nur bei B, sondern als deskriptive „cold cognitions" auch unter C zulässig sind, ist auch diese vermeintliche Inkongruenz in den Modellen aufgelöst.

Somit ist das ABC vollständig und modellkonsistent in das SORKC-Schema integriert. Es fehlt nun nur noch das KC, also die kontingenten Konsequenzen auf das Verhalten. Diese stellen die lerntheoretischen Folgen des Verhaltens dar und sind im ABC tatsächlich nicht enthalten. Sie folgen aber dem Verhalten nach und schließen sich auf der Zeitachse demnach dem C des ABCs als konditionierte Reaktion an. Ellis hat ausdrücklich immer dafür plädiert, klassische verhaltenstherapeutische Erkenntnisse und Methoden in die REVT einzubeziehen. Über das KC kann als operanter Lernprozess ergänzend zum ABC noch erklärt werden, wie die Cs und gegebenenfalls auch Bs durch ihre Folgen verstärkt und damit langfristiger aufrechterhalten oder durch widersprechende Konsequenzerfahrungen auch wieder gelöscht werden können.

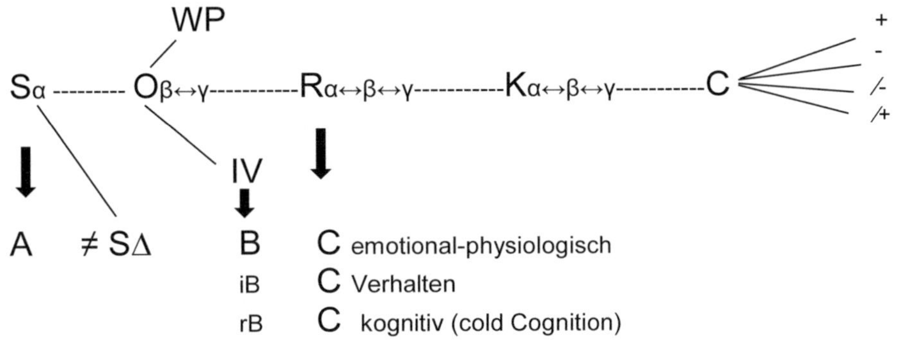

Abbildung 4: *ABC-integratives SORKC-Modell, eigene Darstellung*

5. Fazit

In der Gesamtschau der vorangestellten Ausführungen wird deutlich, dass trotz der unterschiedlichen theoretischen Grundlagen ein integratives Modell geschaffen werden kann, das alle Parameter des SORKC-Modells mit dem ABC-Modell der REVT verbindet. Dies ist möglich, ohne Widersprüche hinsichtlich der definitorischen Ausgestaltung der einzelnen Parameter zu schaffen oder in eine eklektische unverbundene Aneinanderreihung von Theorien zu verfallen. Das Ergebnis ist ein Modell, das die REVT direkt mit dem fundamentalen Erklärungsmodell der Verhaltenstherapie vereint und erlaubt, menschliche Erlebens- und Verhaltensweisen in einem Schritt sowohl aus Ellis' kognitivem Erklärungsmodell als auch aus lernpsychologischer Sichtweise zu betrachten. Das ABC-integrative SORKC-Modell darf dabei selbstverständlich nicht dahingehend interpretiert werden, dass Ellis' Konstrukte wie die irrational Beliefs oder die Adversity implizit schon immer im SORKC-Schema mitgedacht wurden. Gerade das streng evidenzbasierte, lernpsychologisch determinierte SORKC-Modell kennt in seiner internen Logik keine Parameter, die philosophische Bezüge enthalten. Es wurde allerdings aufgezeigt, dass aufgrund der simultanen internen Strukturen beider Modelle eine Betrachtung eines SORKC-Schemas durch die Brille der REVT problemlos möglich ist. Dies stärkt letztlich nicht nur die externe Konsistenz beider Modelle, sondern erleichtert Therapeut*innen eine direkte Integration der REVT in das verhaltensdiagnostische Prozedere.

Literatur

Bartling, G., Echelmeyer, L. & Engberding, M. (2008). *Problemanalyse im psychotherapeutischen Prozess: Leitfaden für die Praxis* (5., überarb. u. erw. Aufl.). Stuttgart: Kohlhammer.

Bartling, G., Echelmeyer, L., Engberding, M. & Krause, R. (1987). *Problemanalyse im psychotherapeutischen Prozess: Leitfaden für die Praxis* (2. Aufl.). Stuttgart: Kohlhammer.

Brakemeier, E. & Jacobi, F. (Hrsg.). (2017). *Verhaltenstherapie in der Praxis.* Weinheim: Beltz.

De Jong-Meyer, R. (2018). Kognitive Verfahren nach Beck. In J. Margraf & S. Schneider (Hrsg.), *Lehrbuch der Verhaltenstherapie, Bd. 1: Grundlagen, Diagnostik, Verfahren und Rahmenbedingungen psychologischer Therapie* (4., vollst. überarb. u. aktual. Aufl.). Heidelberg: Springer.

Dryden, W., DiGiuseppe, R. & Neenan, M. (2003). *A primer on rational emotive behavior therapy.* (2nd Ed.). Champaign: Research Press.

Dryden, W., DiGiuseppe, R. & Neenan, M. (2010). *A primer on rational emotive behavior therapy.* (3rd Ed.). Champaign: Research Press.

Einsle, F. & Hummel, K. (2015). *Kognitive Umstrukturierung: Techniken der Verhaltenstherapie.* Weinheim: Beltz.

Ellis, A. (1997). *Grundlagen und Methoden der Rational-Emotiven Verhaltenstherapie.* München: Pfeiffer.

Ellis, A. & Joffe Ellis, D. (2012). *Rational-Emotive Verhaltenstherapie.* München: Ernst Reinhardt.

Fliegel, S., Jänicke, W., Münstermann, S., Ruggaber, G., Veith, A. & Willutzki, U. (Hrsg.). (2024). *Verhaltenstherapie: Was sie kann und wie es geht. Ein Lehrbuch* (3., bearb. Aufl.). Tübingen: DGVT-Verlag.

Leibing, E., Hiller, W. & Sulz, S. (Hrsg.). (2019). *Lehrbuch der Verhaltenstherapie für die Ausbildung zur/zum Psychologischen Psychotherapeutin/en und für die ärztliche Weiterbildung. Band 3. Verhaltenstherapie* (2., überarb. u. erw. Neuaufl.). Gießen: Psychosozial-Verlag.

Kanfer, F., Reinecker, H. & Schmelzer, D. (2012). *Selbstmanagement Therapie: Ein Lehrbuch für die klinische Praxis* (5., korr. u. durchges. Aufl.). Heidelberg: Springer.

Margraf, J. & Schneider, S. (Hrsg.). (2018). *Lehrbuch der Verhaltenstherapie, Bd. 1: Grundlagen, Diagnostik, Verfahren und Rahmenbedingungen psychologischer Therapie* (4., vollst. überarb. u. aktual. Aufl.). Heidelberg: Springer.

Reinecker, H. (Hrsg.). (1999). *Lehrbuch der Verhaltenstherapie.* Tübingen: DGVT-Verlag.

Reinecker, H. (2005). *Grundlagen der Verhaltenstherapie* (3., völlig überarb. Aufl.). Weinheim: Beltz.

Reinecker, H. (2015). *Verhaltensanalyse: Ein Praxisleitfaden.* Göttingen: Hogrefe.

Schermer, F. J. (2016). Verhaltensdiagnostik. In F. J. Schermer, A. Weber, A. Drinkmann & G. Jungnitsch (Hrsg.), *Methoden der Verhaltensorientierten Sozialen Arbeit: Basisstrategien* (überarb. Neuaufl.). Aschaffenburg: Alibri.

Schwartz, D. (2012). *Vernunft und Kommunikation: Wie Emotionen unsere Kommunikation beeinflussen.* Basel: Borgmann.

Schwartz, D. (2014). *Vernunft und Emotion: Die Ellis-Methode. Vernunft einsetzen, sich gut fühlen, mehr im Leben erreichen* (7., überarb. Aufl.). Basel: Borgmann.

Skinner, B. F. (1953). *Science and human behavior.* New York: Macmillan.

Ubben, B. (2017). *Problemanalyse und Therapieplanung: Standards der Psychotherapie, Bd. 2.* Göttingen: Hogrefe.

Wassmann, R. (2006). Grundlagen der Problem- und Verhaltensanalyse. In A. Batra, G. Buchkremer & R. Wassmann (Hrsg.), *Verhaltenstherapie: Grundlagen – Methoden – Anwendungsgebiete* (2., neu bearb. Aufl.). Stuttgart: Thieme.

Wilken, B. (1996). Rational-Emotive Therapie und Kognitive Verhaltenstherapie: Gemeinsamkeiten und Unterschiede in Theorie und Praxis. *Zeitschrift für Rational-emotive & Kognitive Verhaltenstherapie, 6*, 5–16.

Wilken, B. (2008). *Methoden der Kognitiven Umstrukturierung: Ein Leitfaden für die psychotherapeutische Praxis* (4. Aufl.). Stuttgart: Kohlhammer.

Effective New Philosophy
REVT als humanistische Psychotherapie gestern und morgen

Hans-Arved Willberg

Platon lässt Sokrates mit seinem Gesprächspartner Kriton im gleichnamigen Dialog die Option des Unrechttuns diskutieren. Sokrates schlägt vor, sich ohne Rücksicht auf das, was die Leute meinen, und ohne Rücksicht auf mögliche harte Konsequenzen, auf folgenden Satz zu einigen: „Unrechttun ist doch dem, der es tut, schädlich und schändlich auf alle Weise". Kriton stimmt zu und sie einigen sich zudem noch auf folgende Konkretisierung: „jemanden schlecht behandeln ist nicht unterschieden vom Unrechttun" (Platon, 1990a, S. 91).

Albert Ellis prophezeite: "Fifty years after my death, I predict REBT will be alive and kicking!" (DIREKT, 2024). Dieser Beitrag bestätigt aus philosophischer und verhaltenspsychologischer Sicht, dass er wahrscheinlich recht behalten wird – vorausgesetzt, man ist bereit, sich zu erinnern. Dieser Beitrag stellt sich jedoch auch der Frage, woher die REVT kommt und wohin sie sich ihrer Herkunft gemäß „gesund und munter" entwickeln kann, um ihre Identität zu wahren.

Das Ziel der therapeutischen Veränderungen durch REVT hat Ellis "Effective new philosophy" genannt (Ellis, 1993, 1996). Doch um welche Philosophie und um welche Wirkung handelt es sich?

1. Das Ideal gesunder Persönlichkeitsentwicklung

Im Rahmen jeder einzelnen ABCDE-Analyse meint *effective new philosophy* das „E" als den Zielpunkt der kognitiven Umstrukturierung (Wilken, 2006). Das ist zunächst schlicht der erfolgreiche Umgang mit einem konkreten herausfordernden „Activating Event" (A). Jeder einzelne Erfolg ist jedoch nur eine Station auf dem nicht selten langen Weg zur Etablierung einer realitätsgerechteren Lebenseinstellung, mit der die Person gesünder mit dem Leben zurechtkommt als bisher. 50 Jahre nach Ellis' Tod: Das wäre 2057. Wohin wird sich die REVT bis dahin entwickelt haben? Es hängt davon ab, was die Protagonist*innen der REVT unter *Gesundheit* verstehen werden.

Als Bildungsreformer verlangt Julian Nida-Rümelin, Philosophieprofessor in München, eine „normative Anthropologie", damit valide Kriterien zur Verfügung stehen, „um den Erfolg der Bildung zu beurteilen“ (Nida-Rümelin, 2013, S. 30). Effective new philosophy als Ziel kognitiver Umstrukturierung meint nichts anderes als *Persönlichkeits*bildung. Ein holistisches Bildungsverständnis definiert Persönlichkeitsbildung nicht nur als Teilbereich der Bildung, sondern als ihr Ganzes. Als solche geht sie vom „Bild einer mehr oder weniger idealen Person“ aus (ebd.). Die ideale Person ist die ideal *gesunde* Person. Das Wirksame der *new philosophy* als Ergebnis von REVT als Persönlichkeitsbildung ist die *Gesundheit* der Person.

Normative Geltung für das, was unter „Gesundheit“ zu verstehen ist, kann nur beanspruchen, was allgemein für die Menschen gilt und zugleich für jedes Individuum in seiner Einzigartigkeit autonom als gesund begriffen werden kann (Allport, 1970). Das Kriterium für die Einsicht, was generell menschlich und speziell individuell gesund ist, heißt *Vernunft*.

New philosophy bedeutet im Bezugssystem der REVT neue *Lebenseinstellung*. Die Einstellung ist „der Schlüssel zum Gebäude der Persönlichkeit“, hat Gordon Allport gesagt (ebd., S. 212). „Neu“ und „wirksam“ ist die Lebenseinstellung, wenn sie gesund ist. Der Bildungsweg dieser Person geht ihrer veränderten Einstellung wegen in Richtung Persönlichkeitsreifung. Ihr Verantwortungsbewusstsein wächst und ihre Entscheidungen werden zunehmend davon bestimmt. Anders gesagt: Ihr Gewissen klärt sich auf – Allport spricht vom „echten Gewissen“ (ebd., S. 275). Mit Carl Rogers formuliert: Die Person erfährt Selbstverwirklichung durch Selbstaktualisierung, indem sie sich ihrem authentischen Idealselbst annähert, weil sie ihr unechtes Idealselbst als irreführende Einbildung identifiziert und darum nicht mehr anstrebt. Und im Maß der Annäherung erlebt sie sich als selbstkongruent, das heißt: Sie hat Frieden mit sich selbst, sie ist bei sich selbst und sie steht zu sich selbst (Rogers, 2000). Das gesunde Selbstideal ist wesentlich für die gesunde Persönlichkeitsentwicklung; dorthin ist die *effective new philosophy* ausgerichtet. Und gesund bin ich nicht, weil ich das Ziel erreicht habe, sondern weil ich darauf zugehe. Allport schreibt:

> Die kräftigsten Persönlichkeiten haben ihre Schwächen und ihre regressiven Moment, und zu einem großen Teil hängen sie von der Unterstützung ihrer Umgebung ab, wenn sie reif werden sollen. Doch ist es vollkommen klar, daß manche Menschen trotz widriger Umstände ein Leben führen, das diesem Ideal näherkommt, als es bei anderen der Fall ist. (Allport, 1970, S. 275).

Das Ideal gesunder Selbstverwirklichung ist die verantwortliche Integration der gereiften Persönlichkeit als Teil des Ganzen einer gesunden Gesellschaft – oder, wenn die Gesellschaft krank ist, die verantwortliche Integration, damit die Gesellschaft gesund *wird*. Eine kranke Gesellschaft unterstützt ihre Mitglieder zu wenig bei ihrer Persönlichkeitsreifung und eine sehr kranke Gesellschaft hindert sie daran. Das ist ein Teufelskreis, sofern diese Personen nicht *trotz* ihrer kranken Umgebung die Unterstützung erhalten, die sie brauchen, zum Beispiel durch eine Psychotherapeutin.

2. Ellis zwischen Epikureismus und Stoizismus

William Doherty, als Sozialwissenschaftler Professor an der University of Minnesota, bekannte ironisch, dass Donald Trump ihm den Gefallen getan hat, den Zusammenhang von Psychotherapie und Demokratie klarer zu sehen. Die Zeit sei gekommen, dass die Psychotherapeut*innen ihr Bewusstsein dafür vertiefen und auch ihr öffentliches Engagement für die Gesundheit der Demokratie verstärken (Doherty, 2017). Das war ein Weckruf. Denn in der Tat: Der Trumpismus ist Symptom einer schwerkranken Gesellschaft. Die persönlichkeitsbildende Wirkung der Psychotherapie kann Menschen den Weg dazu bahnen, sich verantwortlich für die Gesundheit der demokratischen Gesellschaft zu engagieren. In einer Zeit wie heute gehört dazu aber auch wesentlich, die gesellschaftliche Relevanz der *effective new philosophy* ihrer Klientel als Prozessziel einzubeziehen.

Das heißt: Das Ideal der Therapie jeder Einzelperson ist genau wie das Ideal ihrer Erziehung und Bildung die *Gerechtigkeit*. Darauf muss je länger je mehr die REVT ausgerichtet sein, wenn sie selbst nicht nur gesund und munter, sondern gesund und heilsam bleiben will.

"All psychotherapy is, at the bottom, a value system", konstatierte Albert Ellis (1974, S. 28) und legte sich darauf fest, dass die REVT dem Wertesystem des *Humanismus* verpflichtet sei, denn sie bezwecke die "humanization" ihrer Klientel. Durchgängig bezeugt Ellis' Œuvre, dass er damit die Überwindung selbstschädigender Urteile meint, die eine Person dazu veranlassen, sich selbst schlecht zu behandeln, sich selbst also Unrecht zu tun.

Zur ideengeschichtlichen Herleitung der REVT berief sich Ellis zwar "mainly" auf die "main tenets" der Stoiker, verwahrte sich aber dagegen, selbst ein Stoiker zu sein (Ellis, 1979, S. 89). Warum auch immer: Er pflegte mit Nachdruck zu betonen, die REVT sei "distinctly hedonistic" (ebd.). Das widerspricht in der Tat dem stoischen Denken.

Das, was Ellis eigentlich mit „Hedonismus" meint, liegt durchaus auf einer Linie mit dem, was schwerpunktmäßig in der antiken Philosophie darunter verstanden wurde. Ellis vertritt einen "long range or socialized hedonism", worunter zu verstehen sei, dass "one's own best good" und damit die beste Befriedigung meist nur zu erreichen ist, wenn man sich oft unmittelbare Befriedigung zugunsten von zukünftigen Zielen verweigert und sich zuvorkommend und rücksichtsvoll *(considerate)* anderen gegenüber verhält, "so that they will not sabotage one's own ends" (Ellis, 1960, S. 189). Zwar ist das ein frühes Statement im Kontext eines situativen polemischen Engagements, aber man wird nicht unbedingt sagen können, dass er später anders dachte.

Wenn der Sinn von Befriedigungssaufschub und Freundlichkeit zu den Mitmenschen nur darin bestehen soll, dass die anderen die eigenen Absichten nicht sabotieren, dann ist das wirklich nicht mit stoischer Lehre vereinbar. Viel näher liegt da die Lehre Epikurs (341 – ca. 271 v. Chr.): Dieser meinte mit Hedonismus nicht „die Lüste der Hemmungslosen", wie ihm stereotyp unterstellt wird, sondern das Erstreben eines schmerzfreien Zustands, ohne dabei „Erschütterung in der Seele zu empfinden" (Epikur, 2000, S. 49). Die „Erschütterung" entspricht der "Disturbance" bei Ellis (Ellis, 1974), genau wie auch das Gegenprogramm bei Epikur dem von Ellis: „ein nüchterner Verstand, der die Gründe für jedes Wählen und Meiden aufspürt und die bloßen Vermutungen vertreibt, von denen aus die häufigste Erschütterung auf die Seelen übergreift“ (Epikur, 2000, S. 132). „Für all dies“, fährt Epikur fort, „ist die Einsicht [phronésis] Ursprung und höchstes Gut.“ Das sei die höchste Tugend,

> weil sie lehrt, daß es nicht möglich ist, lustvoll zu leben, ohne einsichtsvoll, vollkommen und gerecht zu leben, (ebenso wenig, einsichtsvoll, vollkommen und gerecht zu leben), ohne lustvoll zu leben. Denn die Tugenden sind ursprünglich verwachsen mit dem lustvollen Leben, und das lustvolle Leben ist von ihnen untrennbar. (Ebd.)

So weit ist die Übereinstimmung von Epikureismus und Stoizismus groß. Dass die Stoiker sich aber meist scharf von den Epikureern abgrenzten, liegt zum Teil an deren einseitiger Herauskehr des Lustbedürfnisses (Pohlenz, 1992), mehr aber noch am epikureischen Selbstverständnis, das „der Religion, Wissenschaft und Literatur, dem politischen Leben, der Macht und dem Reichtum einfach den Rücken zudreht“ (Livingstone, 1947, S. 71), im „geschlossenen Kreis gleichgesinnter und gleichgestimmter Freunde“, die sich „auf eine stille Welt“ beschränken, wo man sich „in einen stillen Quietismus einspinnt“ (Schwartz, 1951, S. 160), wie zwei Kenner es beschreiben. „Epikur hatte seine Anhänger von der Pflicht entbunden, sich politisch oder sozial zu engagieren“, fasst ein dritter Experte zusammen. „‚Lebe im Verborgenen‘ lautete eine berühmt-berüchtigte Devise seiner extrem individualistischen Ethik. Die Stoa setzte dem ihren Wahlspruch ‚Der Weise nimmt seine Bürgerpflichten wahr‘ entgegen“ (Fuhrmann, 1997, S. 56f).

Auch für das Wertesystem der REVT nach Ellis spielt die Gerechtigkeit eine wichtige Rolle, so wie für Epikur. Aber für Epikur hatte sie den Zweck, in Ruhe gelassen zu werden, um sich ungestört am Leben zu freuen, so gut es geht. Das ist durchaus ein Element des Humanismus (Livingstone, 1947). Hierher gehört die berühmte Maxime „Carpe diem“ des römischen Epikureers Horaz (65–8 v. Chr.) als „Aufforderung zur Umkehr, daß heißt zu einem Sich-Bewußtwerden der Nichtigkeit der ‚hemmungslosen und eitlen‘ Begierden, aber auch der Nähe des Todes, der Einmaligkeit des Lebens, der Einmaligkeit des Augenblicks“ (Hadot, 1991). Die Intention erinnert stark an die derzeitige Achtsamkeitszentrierung der KVT (Willberg, 2018). Aber weil sich die Philosophie Epikurs von der gesellschaftlichen Verantwortung abkehrt, um im Zirkel ihrer esoterischen kollektiven Gemeinschaft glücklich zu sein, „bringt sie uns nicht weiter und würde auch die Griechen nicht weitergebracht haben“, gab Richard W. Livingstone als Fachperson für die altgriechische Kultur zu bedenken (Livingstone, 1947, S. 71). Weiterbringender Humanismus ist gesellschaftsverändernder Humanismus, durch den die Welt gerechter wird, indem das Unnatürliche und Widernatürliche überwunden wird.

3. Gerechtigkeit als Erfüllung des Bindungsbedürfnisses

Das Natürliche als das Naturgemäße ist das, was jedes Wesen in der Natur braucht, und das, was ein Wesen braucht, ist sein *Bedürfnis*. Klaus Grawe hat die vier seelischen Grundbedürfnisse des Menschen aus dem wissenschaftlichen Befund erarbeitet und dargestellt (Grawe, 2000; 2004): Weil wir es brauchen, streben wir nach Sicherheit und Kontrolle, Lustgewinn und Unlustvermeidung, harmonischen Beziehungen und Selbstwerterhöhung. Aus den individuell gesetzten Bedürfnisschwerpunkten bilden sich unsere Grundüberzeugungen vom Leben (Epstein, 1991), durch viele von den Grundüberzeugungen bestimmte Entscheidungen bildet sich allmählich die spezifische Prägung des Individuums aus, der *Charakter* (Allport, 1970).

Zum Teil rechtfertigt dies den Hedonismus, denn in der Tat ist das Bedürfnis nach Lust und Unlustvermeidung wesentlich für uns. Das wird umso deutlicher, wenn man sich vor Augen führt, dass „hedoné" im Griechischen auch das umfasst, was wir nicht Lust und Spaß nennen, sondern *Freude*. In der ursprünglichen Weite des Bedeutungsspektrums ist die Hedone ein „Wohlgeschmack" (Kilb, 1939), also das, was uns gefällt. Oberflächlich handelt es sich um das, was mir Spaß macht und worauf ich gerade Lust habe. Aber es kann mir auch überhaupt nicht schmecken, wenn sich alles nur um Spaß und Lust drehen soll. Der Hedone-Begriff ist nur dann richtig erfasst, wenn das Gefallen auch die tiefen Herzensangelegenheiten einschließt.

Gerade die tiefere Schicht im Bedeutungsspektrum von Hedone weist darauf hin, dass die Eigenart unseres Lustbedürfnisses darin besteht, lieber nicht zu dominieren, sondern sich in den Dienst des Bedürfnisses zu stellen, dessen Erfüllung für uns Menschen am wichtigsten ist: das *Bindungsbedürfnis* (Bauer, 2007, 2019). Das war auch schon den Stoikern bewusst: Die Natur hat ihrer Lehre nach den Menschen „zum Gemeinschaftswesen bestimmt, hat den Trieb zur Gemeinschaft als den wesenhaftesten Trieb in ihn gelegt", erläutert der Altphilologe und Bildungsexperte Manfred Fuhrmann,

> folglich kann er das Gebot, im Einklang mit der Natur zu leben, nicht anders vollziehen als in der Gemeinschaft. In diesem Sinne war die stoische Philosophie nicht nur kraft ihrer Ethik, sondern auch kraft ihrer Kosmologie und Ontologie eine Philosophie des politischen Handelns. (Fuhrmann, 1997, S. 58)

Das Bedürfnis nach harmonischer Beziehung und das Bedürfnis nach Selbstwerterhöhung bilden die komplementären Pole des übergreifenden Bindungsbedürfnisses (Riemann, 1992). Gesundes Für-mich-Sein im expliziten Unterschied zu den anderen gelingt mir nur auf gesunde Weise, wenn ich mich trotzdem als Teil einem größeren Ganzen zugehörig weiß, in dem ich zu Hause bin und mich auch so fühle. Und Voraussetzung gesunder Beziehungen ist die Fähigkeit, auch gerne für sich sein zu können (Bowlby, 1973; Storr, 1990; Willberg, 2023). Mein Lustbedürfnis findet mit Vorliebe Erfüllung darin, dass ich Gefallen daran finde, mein individuelles konstruktives Entfaltungspotenzial auszuschöpfen, für andere da zu sein und so gut es geht beides unter einen Hut zu bringen.

Gesunde Selbstverwirklichung ist in diesem Sinne hedonistisch, wenn man so will, doch der Hedonismusbegriff hat eine Schlagseite zur Instrumentalisierung des Beziehungsbedürfnisses als Mittel zum egoistischen Zweck. Besser hätte Ellis mit Aristoteles den *Eudämonismus* thematisiert (Aristoteles, 1969): Das ist die Anschauung, dass der Mensch in allen seinen Entscheidungen sein Glück zu verwirklichen sucht. Das beinhaltet, dass sein höchstes Glück sehr gut darin bestehen kann, für andere da zu sein (Nussbaum, 2014). Der aristotelische Eudämonismus basiert wie die stoische Ethik auf der Tugendlehre Platons (Cathrein, 1972). Nicht im Hedonismus, wohl aber im Eudämonismus liegt die Schnittfläche von Stoizismus und Epikureismus: Hier wie dort handelte es sich um eine Lebensphilosophie, „in der alles auf das Glück, die Eudämonie, die Erfüllung der von der Natur in jeden Menschen gelegten Möglichkeiten hinauslief", erklärt Fuhrmann. Die stoische Sichtweise „unterschied sich jedoch dadurch auf das bestimmteste" vom Epikureismus, „daß sie nicht Resignation und Rückzug predigte, sondern Tapferkeit und Ausharren" (Fuhrmann, 1997, S. 56). Ausharren wozu? Damit wir uns Einstellungen angewöhnen, die der Verwirklichung des realistischen, gesunden Selbstideals dienen. Damit behandeln wir weder uns noch die anderen schlecht, es ist weder schädlich noch schändlich, sondern es ist gerecht, weil es recht ist.

4. Ellis und der Konstruktivismus

Der späte Ellis bekannte sich dazu, für die REVT mehr durch Philosophen gewonnen zu haben als "from professional therapists. Its main theories are therefore philosophic and include profound religious and spiritual elements" (Ellis, 2006, S. 289). Der frühe Ellis hatte seiner Rational Emotiven Therapie (RET) bereits eine Rational Emotive *Psychology* (REP) zugesellt, die der spätere Ellis allerdings als "*philosophic* basic" der RET bezeichnete und als Konstruktivismus identifizierte (Ellis, 1992; Nielsen, Johnson & Ellis, 2001). Die in der Regel sehr knappen Statements von Ellis zum philosophischen Background der REVT machen fast den Eindruck, als habe er kaum je zu einer stringenten erkenntnistheoretischen Positionierung gefunden.

Ellis landete damit schließlich beim Konstruktivismus, weil er die Vorläufigkeit aller Urteilsbildung erkannte. Er kam zu dem Schluss, "that humans can define themselves as good or worthy just because they choose to do so" (Ellis, 1992; Nielsen et al., 2001, S. 43). Daraus wiederum folgerte er: "There is, according to RET, no supreme value whatever, no absolute truth of any sort, including science" (Ellis, 1979, S. 90). Die Sätze sind interpretationsbedürftig: Sie können nämlich sehr unterschiedlich verstanden werden, weil sie offenlassen, ob der Anspruch auf Wahrheit damit ganz aufgeben werden soll oder nur der Anspruch auf behauptete Wahrheiten, die sich als letztgültige Prinzipien der Möglichkeit vertiefter und erweiterter Erkenntnis entziehen. Das wäre also gewissermaßen tote Wahrheit in Gestalt rigider Dogmatismen im Gegensatz zur lebendigen Wahrheit, die sich als wahrhaftig nur in der Offenheit dafür bewährt, durch bessere Argumente falsifiziert zu werden.

Meinte Ellis mit seiner steilen Behauptung, dass "humans can define themselves as good or worthy just because they choose to do so", also pure Beliebigkeit? Dann hätte er sich damit auf das Terrain zubewegt, in dem sich mittlerweile Teile der Achtsamkeitsbasierten KVT aufhalten, indem sie auf Skinners Behavorismus und die buddhistische Theorie der Illusion aller erfahrenen Wirklichkeit rekurrieren (Willberg, 2016). Doch allein schon dadurch, dass Ellis nicht von seiner Überzeugung abgerückt ist, die REVT sei humanistisch, hat er sich gegen die Beliebigkeit ausgesprochen. Das kann der Logik nach allerdings nur heißen: Sein System basiert auf dem humanistischen Wertefundament.

Darum geht es auch bei Nida-Rümelins Postulat einer „normativen Anthropologie". Wenn diese nicht auf rationale Weise durch diskursive Suche nach den vorläufig besten logischen Argumenten angenähert wird, sondern ideologischer Vorentscheidungen wegen durch Beliebigkeiten ersetzt wird, setzt sich tatsächlich durch, was am meisten Durchsetzungskraft in der kranken Gesellschaft besitzt – ohne jede Rücksicht auf Wahrheit und Menschlichkeit. Dann wäre womöglich auch die REVT in ein paar Jahrzehnten nicht mehr alive and kicking.

5. RET und REP

Der Philosoph Paul W. Sharkey hat sich seinerzeit mit der REP auseinandergesetzt und ihre Inkonsistenz kritisiert. Er wies darauf hin, dass die REP mit ihrer zentralen Maxime der "unconditional humanistic self acceptance" (Sharkey, 1981, S. 150) nicht ohne einen bedingungslosen Wert auskommen kann, dass aber dieser Wert auch nicht hinreichend durch empirische Daten zu belegen ist. Dafür sei ein "non-empirical concept of self" vonnöten, "which is in principle empirically unverifiable", was Ellis aber ablehne, weil es aus seiner Sicht der Grundforderung der Wissenschaftlichkeit im Weg stehe (Sharkey, 1981, S. 152). So kann man aber nur mit einem verkürzten Wissenschaftsbegriff denken, notwendig ist das nicht. Wenn Ellis selbst konstatiert, "all psychotherapy" sei, "at the bottom, a value system", dann wird man das wohl als Zugeständnis lesen dürfen, dass alle Empirie von nicht empirischen Prämissen ausgeht. Das ist anthropologisch bedingt: Es gibt kein glaubwürdiges Erkennen ohne das Zusammenwirken von Subjektivität und Objektivität. Das Subjektive kann aber empirisch weder verifiziert noch falsifiziert werden, weil alle Empirie objektiviert (Nagel, 2012). *Ich* untersuche das Objekt und gehe dabei von meinen Beliefs aus. Ich werde mein Ergebnis dementsprechend interpretieren. Wenn ich *glaube,* dass der Mensch in sich keinen Selbstwert hat, weil er Zufallsprodukt einer sinnlosen Evolution ist, dann werde ich meine Befunde über den Menschen in diesen Bezugsrahmen stellen. Wenn ich Gutsein und Dasein identifiziere, weil ich daran *glaube,* wird die Interpretation womöglich ziemlich anders ausfallen. Das ist keine Frage der Beliebigkeit, sondern es ist ethisch entscheidend, weil die Gesundheit des Individuums wie die Gesundheit der Gesellschaft von der entschiedenen Daseinsbejahung abhängt (Willberg, 2021). Das Gewissen ist daseinsbejahend. Alle ernst genommene Verantwortung ist daseinsbejahend. Humanismus ist konsequente Daseinsbejahung.

Sharkey problematisierte die REP und hätte gerne die RET davon getrennt gesehen, denn diese hielt er für eine der "simplest, sanest, and most philosophically neutral" zur Verfügung stehenden "techniques". "As a philosophically neutral therapy" habe es die RET nicht nötig, sich mit "any theoretical dogma, including the 'ethically humanistic' philosophy or REP", zu verbinden (Sharkey, 1981, S. 153).

Gut an dieser Überlegung ist, dass man Ellis' REP nicht als epistemologische Basis der REVT übernehmen muss, um der REVT gerecht zu werden und mit ihr effektiv arbeiten zu können. Schwierig daran ist, dass Sharkey der REVT damit nur noch zugesteht, eine Technik zu sein. Doch auch das wäre eine Verkürzung, bei der die *effective new philosophy* auf der Strecke bliebe. Wenn die effective new philosophy *keine* ethisch humanistische Philosophie ist, dann wird die REVT der Zukunft *nicht* alive und kicking sein.

Unconditional acceptance ist nur dann unbedingt, wenn sie als absoluter Wert Anerkennung findet. Ellis hat dieses Credo nolens volens bekräftigt, als er angesichts der Terrorakte vom 11. September 2001 schrieb: "I am strongly opposed to damning the terrorists as *evil people*". Es müsse darum gehen, "to condemn their sins but not to damn the perpetrators as sinners" (Ellis, 2006, S. 290). "I would object that no matter how awful an atrocity is, its doer *is* not his or her act" (ebd., S. 294). Im Extremfall lässt sich diese Haltung nur mit absoluter Entschlossenheit aufrechterhalten, was nur möglich ist, wenn sie für die betroffene Person höchsten Wert hat. Das ist wiederum nur möglich, wenn die Würde des Täters als Person den entsprechend hohen Gegenwert bildet.

In seiner Replik auf Sharkeys Kritik räumte Ellis ein, dass dessen Trennung von REP und RET Sinn haben kann, denn wenn die REP auch "its limitations" habe, könne die RET "still be, as he puts it, 'viable and defensible in itself'" (Ellis, 1981, S. 158). Grund dafür ist, dass sie gewissermaßen eine therapeutische Kurzform darstellt, die aus der sokratisch-stoischen Philosophie hervorgeht. Aus stoischer Perspektive formuliert: Sie stimmt mit der natürlichen Struktur des Menschseins überein, also mit dem, wozu die Stoiker Physis sagen. Umgekehrt gilt: Weil sie ihrer Natur nicht entspricht, ist die Philosophie von Menschen, die sich und andere schädigen, "self-contradictory", sagt Ellis, sie "will get them less of what they personally want and more of what they don't want" (Ellis, 1979, S. 91).

6. ABC und SORKC

Kanfer, Reinecker und Schmelzer haben das Schema SORKC als Grundstruktur der Verhaltenstherapie etabliert, weil es „die kleinste Analyseeinheit einer Verhaltensepisode" darstellt (Kanfer, Reinecker & Schmelzer, 1996, S. 244). In der verhaltenstherapeutischen Praxis erhielt durch sie das SORKC in Gestalt der „Situativen Verhaltensanalyse" zentrale diagnostische Funktion, weil mit seiner Hilfe situativ, das heißt exemplarisch pars pro toto, eine konkrete Episode des von der Klient*in wahrgenommenen Problems unter die Lupe genommen werden kann. Harlich Stavemann ersetzt das SORKC im diagnostischen Prozess durch das ABC-Modell nach Albert Ellis (Stavemann, 2005). Das ist pragmatisch vernünftig, weil das Schema ABCDE eigentlich nichts anderes besagt als das SORKC, aber einfacher zu handhaben und zu vermitteln ist (Kilian, in diesem Band; Willberg, 2019).

Frei nach Skinner (Eschenröder, 2019) funktioniert Verhaltenslernen als operantes Konditionieren folgendermaßen: Wenn ich meinem störrischen Esel beibringen möchte, sich anlässlich (A) des Angespannt-Seins vor dem Karren in Bewegung zu setzen und brav weiterzutraben (R), muss ich ihn davon überzeugen (O), indem ich ihm verständlich mache, dass es sich für ihn lohnen wird (C) und dass sich seine Störrigkeit nicht lohnen wird. Damit er es kapiert, brauche ich das pädagogisch passende Belohnungsmaß (K = Kontingenz), das heißt: Er muss wissen, was er dafür tun muss und dass die Belohnung dann auch verlässlich ist. Als Mensch muss ich allerdings vor allem *argumentativ* überzeugt werden. Das beinhaltet, dass ich gute Gründe dafür haben kann, trotz sehr attraktiver winkender Belohnungen um höherer Werte willen darauf zu verzichten, indem ich mich zum Beispiel nicht für unwürdige Zwecke vor den Karren spannen oder zum Packesel machen lasse.

Tabelle 1: *Die Übereinstimmung von SORKC und dem ABC-Modell*

S	O	R	K	C
Situation	Organismus	Reaktion	Kontingenz	Consequence = Verstärker
A	B	C	D	E
Activating Event	Irrational Belief	Consequence = Response	Dispute	Effective New Philosophy
Anlass	Bewertung	Crash	Denkalternative	Erfolg

Tabelle 1 stellt die Übereinstimmung von problematischen ABCs nach Ellis mit dem SORKC dar. Für den Hausgebrauch muss man nicht unbedingt die ursprünglichen Begriffe des Akronyms nach Ellis verwenden; eine Alternative wird in der unteren Zeile vorgeschlagen (Willberg, 2019).

Schwächster Punkt der Vereinfachung im ABC ist das B, weil es nur einen von drei Aspekten der O-Variablen im SORKC repräsentiert. Kanfer und Kollegen gliedern sie in die Alpha-, Beta- und Gamma-Variable auf. Alpha meint den Stress an sich, dem der Organismus durch die Situation ausgesetzt ist; Beta meint die Bewertung und Gamma meint die Veranlagung, also die genetischen Voraussetzungen des Organismus sowie alles Weitere, das nicht oder kaum veränderbar ist. Nicht nur der Kopf bewertet die Situation, sondern der ganze Organismus, und häufig beansprucht – wenigstens zunächst – die organismische Stressreagibilität die Vorfahrt gegenüber der präfrontalen Ratio. Der Organismus als Ganzer bewertet die Situation schneller und unmittelbarer als „der Kopf“ und ebenso können sich Alpha- und Gamma-Faktoren der Durchsetzungsfähigkeit des Beta-Faktors auf dem Weg zur kognitiven Umstrukturierung ziemlich massiv entgegenstellen.

Kontingenz ist definiert als “a conditional, probabilistic relation between two events” (VandenBos, 2007, S. 224). Im SORKC-Modell verbindet der Faktor Kontingenz die Faktoren Reaktion (Response) und Consequence miteinander. Wenn ein gewünschter Response erlernt werden soll, kommt es darauf an, diesen Event mit dem Event einer passenden Consequence zu verbinden, also mit einem Verstärker, vorzugsweise einer Belohnung. Ich kann meinen Esel davon überzeugen, dass es sich lohnt, den Karren zu ziehen, weil er verlässlich erwarten darf, am Ziel eine saftige Mohrrübe zu bekommen. Kontingenzmanagement ist die gezielte Beeinflussung des Kontingenzverhältnisses, um Lernerfolge zu bewirken.

Das Kontingenzmanagement für Tierdressuren ist ohne Weiteres einsichtig, es muss jedoch die Frage gestellt und beantwortet werden, worin mit Tabelle 1 die Entsprechung dazu im Disput der ABC-Methode zu finden ist. Dazu mag die Etymologie von „Kontingenz“ eine Brücke bauen: Das Wort kommt vom lateinischen „contingere“, was „möglich machen“ bedeutet. Der Kontingenzfaktor ist also das Maß an Verstärkern, die es *möglich machen,* das gewünschte Verhalten zu etablieren. Das gewünschte Verhalten im ABC-Modell ist das „E“ als erfolgreicher Umgang mit dem Anlass „A“, der dadurch definiert ist, dass die Person auf realistische, angemessene Weise Erfüllung ihres durch den Anlass aktivierten Bedürfnisses findet. Dabei geht es um nichts als ihr eigenes verändertes Verhalten. Sie kann im Verlauf der ABC-Analyse und als Hausaufgabe dieses Erfüllungsverhalten imaginieren, doch sie wird sich damit nur anfreunden können, wenn sie ein gutes Argument dafür hat. Dieses gewinnt sie durch die Denkalternative (D) als dem überzeugenden Widerspruch zum irrational Belief, also der irreführenden Bewertung (B), mit der sie sich in den emotional-behavioralen Crash gesteuert hat. Die Leitfrage zu dieser Kursänderung lautet: „Wenn du den irreführenden Gedanken gedacht hast und damit dein emotionales Problem verursacht hast, was musst du dann denken, um zur Erfüllung deines Bedürfnisses zu kommen, das durch die Situation aktiviert wurde?“ Wenn die Denkalternative formuliert ist und die Person sich hinreichend von ihrer Wahrhaftigkeit und Glaubwürdigkeit überzeugt hat, können daraus Selbstinstruktionen werden, mit denen die Person sich motiviert, das imaginierte Verhalten tatsächlich zu verwirklichen. Der Rest ist Training.

Auf diese Weise wird die Denkalternative zum entscheidenden Ermöglicher des erwünschten Verhaltens und das Kontingenzmanagement besteht nur darin, die Formulierung und Umsetzung der Selbstinstruktionen zu steuern und sie mit anderen zielführenden Verstärkern zu verknüpfen.

Im Folgenden wird das somit auf verhaltenspsychologischem Weg normativ anthropologisch begründete ABC wiederum in den Begründungszusammenhang der sokratisch-stoischen Philosophie gestellt. Die *effective new philosophy* ist als veränderte Lebenseinstellung Persönlichkeitsbildung, die als solche auch gesunde Charakterentwicklung genannt werden darf. Als Grundschema gesunder Charakterentwicklung bieten sich die so genannten „Kardinaltugenden“ an (Willberg, 2021).

7. Das ABC und die Kardinaltugenden

Unter Leitung von Martin Seligman wurde eine groß angelegte interkulturelle und epochenübergreifende Untersuchung durchgeführt, die darüber Aufschluss geben sollte, welche Konstanten es in der geschichtlich zugänglichen Menschheit gegeben hat und gibt, die als Hauptmerkmale gesunder Persönlichkeiten zu betrachten sind. Das Ergebnis wurde 2004 unter dem Titel “Character Strengths and Virtues” veröffentlicht (Peterson & Seligman, 2004) und ging als einer ihrer wichtigsten Befunde in die Positive Psychologie ein.

Wunschziel der Untersuchung war eine Grundstruktur für die Klassifikation seelischer Gesundheit als ergänzendes Gegenstück zu den bestehenden Klassifikationssystemen der Psychopathologie. Die ermittelten Hauptfaktoren gesunder Persönlichkeitsentwicklung zeigten im Wesentlichen eine auffallende Übereinstimmung mit den von Platon erstmals systematisierten und von der Stoa übernommenen Kardinaltugenden, die im Abendland bis in die Neuzeit als Basismodell seelischer Gesundheit tradiert, bearbeitet und angewendet wurden. Außer den Kardinaltugenden führt das Ergebnis auch noch Tugenden respektive Charakterstärken auf, die der Spiritualität zuzuordnen sind. Diese sind wiederum leicht mit den sogenannten „christlichen Tugenden“ Glaube, Hoffnung und Liebe in Übereinstimmung zu bringen, die auf dem Weg der frühen christlichen Rezeption der vier platonisch-stoischen Kardinaltugenden von christlichen Autoren hinzugefügt wurden, sodass eine Siebenzahl daraus wurde (Willberg, 2021).

Die Lehre von den Kardinaltugenden spielt eine zentrale Rolle in Platons bekanntestem Werk, dem „Staat“ *(Politeia;* Platon, 1990b). Grundgedanke ist die philosophische Modellierung einer organismischen Grundstruktur gesunder Lebensentfaltung, die sowohl für das Individuum gilt wie auch für die Gesellschaft *(Polis).* Platons genuines Grundanliegen, das er von seinem Lehrer Sokrates übernommen hatte und fortführte, ist ein vernunftbestimmtes gesundes Menschsein, das sich durch nachhaltige Bildung verwirklichen lässt; der wesentliche platonische Begriff dafür ist die „Paideia“ mit ihrer stark therapeutischen Färbung (Jaeger, 1959).

Die vier Kardinaltugenden lassen sich gut durch das Bild des *Vierspänners* veranschaulichen (Pieper, 1970; Willberg, 2021). Leitpferd ist die *Klugheit (Phronesis)* als praktische Konkretisierung der maßgeblichen Vernunft, deren Ursprung und Ideal in der apriorischen, als göttlich betrachteten Weisheit liegt. Im Einklang mit ihr läuft daneben die *Gerechtigkeit (Dikaiosyne),* die vom Leitpferd in Szene gesetzt wird, um zur vollen Entfaltung zu gelangen. Damit aber aus der verwirklichten Idee der Weisheit auch tatsächlich Tugend wird, nämlich eine durch beständige Übung etablierte Lebenshaltung, also die *effective new philosophy,* sind noch die dahinter laufenden Zugpferde *Mäßigung (Sophrosyne)* und *Tapferkeit (Andreia)* vonnöten. Mäßigung meint Selbstdisziplin und generell das Finden des passenden Maßes, der Angemessenheit und Stimmigkeit als Voraussetzung der Gerechtigkeit; Tapferkeit meint die Beharrlichkeit, Standhaftigkeit und vor allem den Mut, den Entschluss aufzunehmen und zum Ziel zu führen, die Gerechtigkeit auch gegen stärksten Widerstand nicht aufzugeben und zu verwirklichen.

Das ABC anzuwenden, um die individuell stimmige *effective new philosophy* zu modellieren und zu trainieren, ist nichts anderes als die praktische Einübung der Kardinaltugenden – vorausgesetzt, die im sokratischen Dialog zutage tretende Wahrheit wird nicht der Beliebigkeit geopfert und das Ziel des Prozesses ist nicht nur Steigerung der individuellen Hedone, sondern der Verantwortung für sich selbst und die anderen und die Umwelt im Sinne naturgemäßer Gerechtigkeit. Tabelle 2 zeigt die Zusammenhänge.

Tabelle 2: *Das ABC in Relation zu den Kardinaltugenden*

A *activating event*	iB *irrational Belief*	C *consequence*
Anlass	Irreführende Bewertung	Crash
→	→	→
Situation	Unvernunft Unmaß, Disziplinmangel (dogmatische) Unange messenheit Mutlosigkeit, Demoralisierung	Ungerechtigkeit Pseudo-Bedürfniserfüllung Unnatürlichkeit = Schädigung
E *effective new philosophy*	D *dispute*	
Erfolg	**Denkalternative**	
←	←	←
Gerechtigkeit = Natürliche Bedürfniserfüllung (Schwerpunkt: Bindungsbedürfnis)	Vernunft Maß – (undogmatische) Angemessenheit Mut, Standhaftigkeit	

Das Leben lässt sich nicht dogmatisch festlegen und darum lassen sich auch die konkreten Antworten nicht dogmatisch vorherbestimmen, die wir auf die Fragen geben, die uns das Leben stellt. Gesund und gerecht kann ein Dogma überhaupt nur sein, wenn es sich flexibel der Realität des Lebens anpasst. Angemessene Denkalternativen sind darum nicht aus starren Lehrsätzen zu gewinnen. Vernünftig sind sie nur, wenn sie situationsangemessen, also hier und jetzt gerade stimmig sind.

Es geht bei der Anwendung des ABCs nicht immer darum, einen pathogenen unvernünftigen Widerstand irreführender Denkgewohnheiten zu überwinden, aber es geht sehr oft darum – und so oder so ist jede vernünftige Entscheidung auch eine Entscheidung gegen ihre unvernünftige Alternative. Vernunft braucht darum immer Mut und Disziplin, und nicht selten sogar viel davon. Ziel des vernünftigen Entscheidens ist die Gerechtigkeit als das, was in der jeweiligen Situation für alle, die es angeht, am besten passt, das heißt: wie deine und eure Bedürfnisse genau wie auch meine eigenen jetzt am besten Erfüllung finden. So wird aus vielen kleinen gesunden Schritten, die aus vernünftig klugen Entscheidungen entstehen, der lange Weg gesunder Persönlichkeitsbildung und – hoffentlich – der noch viel längere Weg zur Heilung der kranken Gesellschaft.

Literatur

Allport, G. W. (1970). *Gestalt und Wachstum in der Persönlichkeit* (übertrag. u. hrsg. v. H. v. Bracken). Meisenheim a. G: Anton Hain.

Aristoteles (1969). *Nikomachische Ethik* (Übersetzung u. Nachwort v. F. Dirlmeier. Anmerkungen v. E. A. Schmidt). Stuttgart: Philipp Reclam jun.

Bauer, J. (2007). *Prinzip Menschlichkeit: Warum wir von Natur aus kooperieren* (4. Aufl.). Hamburg: Hoffmann und Campe.

Bauer, J. (2019). *Wie wir werden, wer wir sind: Die Entstehung des menschlichen Selbst durch Resonanz* (2. Aufl.). München: Blessing.

Bowlby, J. (1973). Affectional bonds: Their nature and origin. In R. S. Weiss, *Loneliness: The experience of emotional and social isolation* (with contributions by J. Bowlby, C. M. Parkes et al. Foreword by D. Riesman). Cambridge/London: The MIT Press.

Cathrein, V. (1972). Der Zusammenhang der Klugheit und der sittlichen Tugenden nach Aristoteles. In F. P. Hager (Hrsg.), *Ethik und Politik des Aristoteles* (Wege der Forschung, Bd. 208, S. 55–65). Darmstadt: Wissenschaftliche Buchgesellschaft.

DIREKT (2024). *Albert Ellis: Pionier der Kognitiven Verhaltenstherapie.* Verfügbar unter: https://www.ret-revt. de/revt-kvt/albert-ellis/ [03.05.2024].

Doherty, W. J. (2017). New opportunities for therapy in the age of Trump. In B. X. Lee (Ed.), *The dangerous case of Donald Trump: 27 Psychiatrists and mental health experts assess a president* (pp. 209–216). New York: Thomas Dunn Books.

Ellis, A. (1960). There is no place for the concept of sin in psychotherapy. *Journal of Counseling Psychology, 7,* 188–192.

Ellis, A. (1974). *Humanistic psychotherapy* (ed. by E. Sagarin). New York/St. Louis/San Francisco/Düsseldorf et al.: McGraw-Hill.

Ellis, A. (1979). Is rational-emotive therapy stoical, humanistic, or spiritual? *Journal of Humanistic Psychology, 19,* 89–92.

Ellis, A. (1981). Science, religiosity, and rational-emotive psychology. *Psychotherapy: Theory, Research and Practice, 18,* 155–158.

Ellis, A. (1992). My current views on rational-emotive therapy and religiousness. *Journal of Rational-Emotive and Cognitive-Behavior Therapy, 10,* 37–40.

Ellis, A. (1993). *Die rational-emotive Therapie: Das innere Selbstgespräch bei seelischen Problemen und seine Veränderung* (5., stark erw. Neuausg.). München: J. Pfeiffer.

Ellis, A. (1996). *Training der Gefühle: Wie Sie sich hartnäckig weigern, unglücklich zu sein* (aus d. Amerik. v. G. H. Price). Landsberg a. L.: mvg.

Ellis, A. (2006). Post-September 11th perspectives on religion, spirituality, and philosophy in the personal and professional lives of selected REBT cognoscenti: A response to my colleagues. *Journal of Rational Emotive and Cognitive Behavior Therapy, 24* (4), 289–297.

Epikur (2000). *Briefe, Sprüche, Werkfragmente* (Griech./Deutsch. Übersetzt u. hrsg. v. H.-W. Krautz. Bibliograph; erneuerte Ausg.). Stuttgart: Philipp Reclam jun.

Epstein, S. (1991). Cognitive-experiental self-theory: An integrative theory of personality. In R. C. Curtis (Ed.). *The relational self: Theoretical convergences in psychoanalysis and social psychology* (pp. 111–137). New York: Guilford.

Eschenröder, C. T. (2019). *Streifzüge durch die Geschichte der Verhaltenstherapie.* Tübingen: DGVT-Verlag.

Fuhrmann, M. (1997). *Seneca und Kaiser Nero: Eine Biographie.* Berlin: Alexander Fest.

Grawe, K. (2000). *Psychologische Therapie* (2., korr. Aufl.). Göttingen: Hogrefe.

Grawe, K. (2004). *Neuropsychotherapie.* Göttingen: Hogrefe.

Hadot, P. (1991). *Philosophie als Lebensform: Geistige Übungen in der Antike* (aus d. Franz. v. I. Hadot u. C. Marsch). Berlin: Mathias Gatza.

Jaeger, W. (1959). *Paideia: Die Formung des griechischen Menschen, Bde. 1–3* (3./4. Aufl.). Berlin: Walter de Gruyter.

Kanfer, F. H., Reinecker, H. & Schmelzer, D. (1996). *Selbstmanagement-Therapie: Ein Lehrbuch für die klinische Praxis* (2., überarb. Aufl.). Berlin/Heidelberg/New York: Springer.

Kilb, G. (1939). *Ethische Grundbegriffe der alten Stoa und ihre Übertragung durch Cicero im dritten Buch de finibus bonorum et malorum.* Inaugural-Dissertation zur Erlangung der Doktorwürde der Hohen Philosophischen Fakultät der Albert-Ludwigs-Universität zu Freiburg im Breisgau. Freiburg i. B.: Herder & Co.

Livingstone, R. W. (1947). *Lebendiges Griechentum.* Hamburg: Marion von Schröder.

Nagel, T. (2012). *Der Blick von nirgendwo.* Frankfurt a. M.: Suhrkamp.

Nida-Rümelin, J. (2013). *Philosophie einer humanen Bildung.* Hamburg: Edition Körber-Stiftung.

Nielsen, S. L., Johnson, W. B. & Ellis, A. (2001). *Counseling and psychotherapy with religious persons: A rational emotive therapy approach.* Mahwah, NJ: Lawrence Erlbaum Associates.

Nussbaum, M. C. (2014). *Politische Emotionen: Warum Liebe für Gerechtigkeit wichtig ist* (aus d. Amerik. v. I. Utz). Frankfurt a. M.: Suhrkamp.

Peterson, C. & Seligman, M. E. P. (2004). *Character strengths and virtues: A handbook and classification*. Values in Action Institute, American Psychological Association. New York: Oxford University Press.

Pieper, J. (1970). *Das Viergespann: Klugheit – Gerechtigkeit – Tapferkeit – Maß*. Freiburg/Basel/Wien: Herder.

Platon (1990a). Kriton. In Platon, *Werke in acht Bänden* (Griech. u. Deutsch, Sonderausg., Bd. 2. Hrsg. G. Eigler, bearbeitet v. D. Kurz, griech. Text v. L. Robin u. L. Méridier, deutsche Übersetz. v. F. Schleiermacher; S. 71–107). Darmstadt: Wissenschaftliche Buchgesellschaft.

Platon (1990b). *Politeia. Werke in acht Bänden* (griech. u. deutsch. Sonderausg., Bd. 4. Hrsg. G. Eigler. Bearbeitet v. D. Kurz. Griech. Text v. E. Chambry. Deutsche Übersetz. v. F. Schleiermacher). Darmstadt: Wissenschaftliche Buchgesellschaft.

Pohlenz, M. (1992). *Die Stoa: Geschichte einer geistigen Bewegung* (7. Aufl.). Göttingen: Vandenhoeck & Ruprecht.

Riemann, F. (1992). *Grundformen der Angst: Eine tiefenpsychologische Studie*. München/Basel: Ernst Reinhardt.

Rogers, C. R. (2000). *Die klientenzentrierte Gesprächspsychotherapie* (mit Beitr. v. E. Dorfmann et al. Aus d. Amerik. v. E. Nosbüsch; 14. Aufl.). Frankfurt a. M.: Fischer Taschenbuch.

Schwartz, E. (1951). *Ethik der Griechen* (Hrsg. W. Richter). Stuttgart: K. F. Koehler.

Sharkey, P. W. (1981). Something irrational about rational-emotive psychology. *Psychotherapy: Theory, Research and Practice, 18,* 150–154.

Stavemann, H. H. (2005). *KVT-Praxis: Strategien und Leitfäden für die Kognitive Verhaltenstherapie*. Weinheim/Basel: Beltz PVU.

Storr, A. (1990). *Die schöpferische Einsamkeit: Das Geheimnis der Genies* (aus d. Engl. v. C. Broermann). Wien/Darmstadt: Paul Zsolnay.

VandenBos, G. R. (Hrsg.). (2007). *APA dictionary of psychology* (2nd Ed.). Washington, DC: American Psychological Association.

Wilken, B. (2006). *Methoden der Kognitiven Umstrukturierung: Ein Leitfaden für die psychotherapeutische Praxis* (3., aktual. Aufl.). Stuttgart: W. Kohlhammer.

Willberg, H. A. (2016). Denkt der Mensch nur, dass er denkt? Zur Kritik von Vertretern der „Dritten Welle der Verhaltenstherapie" an der REVT. *Zeitschrift für Rational-Emotive & Kognitive Verhaltenstherapie, 27,* 39–62.

Willberg, H. A. (2018). Achtsamkeit ohne Mystik und Religion: Begründung und Vorstellung eines Gruppentrainings zur Integration von Achtsamkeit und REVT. *Zeitschrift für Rational-Emotive & Kognitive Verhaltenstherapie, 29,* 27–43.

Willberg, H. A. (2019). *Achtsamkeitsbasierte Kognitive Seelsorge und Therapie: Das integrative Praxishandbuch zu Achtsamkeit, Rational-Emotiver Verhaltenstherapie und Spiritualität*. Berlin/Heidelberg: Springer.

Willberg, H. A. (2021). *Philosophie der Lebensbejahung: Die platonischen Kardinaltugenden als Grundstruktur seelisch gesunder und spiritueller Selbstverwirklichung*. Berlin: Peter Lang.

Willberg, H. A. (2023). *Einsamkeit und Vereinsamung: Ein interdisziplinärer Überblick mit Impulsen für Praxis und Politik*. Berlin: Springer.

Dieter Schwartz und die REVT
Epilog

Franziska V. Schwartz

Vor 30 Jahren verlieh Albert Ellis dem von Dieter Schwartz gegründeten *Deutschen Institut für Rational-Emotive und Kognitive Verhaltenstherapie* (DIREKT) die Anerkennung als offizielles Tochterinstitut (Affiliated Training Center) des *Institute for Rational-Emotive Therapy* in New York (1996 umbenannt in *Albert Ellis Institute).* Doch bereits seit 1981 bildete Dieter schon zahlreiche psychologische Fachkräfte in Theorie und Anwendung der REVT aus. Das war eine enorme Leistung und ein wesentlicher Beitrag zur Verbreitung der REVT im deutschsprachigen Raum. Aus diesem Anlass habe ich mich mit Dieter ausführlich über sein Leben unterhalten, woraus dieser Beitrag entstanden ist.

Dieter wurde während des Zweiten Weltkrieges 1943 im mährischen Brünn geboren. Seine Mutter, gebürtige Wienerin und Opernsängerin von Beruf, arbeitete damals an der dortigen Oper. Dieters Vater war gebürtiger Berliner und arbeitete zu der Zeit als Polizist. Aufgrund des Krieges siedelte Dieter mit seiner Mutter 1944 nach Wien zu den Großeltern über. So wuchs der kleine Dieter in seinen ersten Lebensjahren zusammen mit seiner Mutter und den beiden Großeltern in Wien auf. Durch den Krieg war Dieters Vater lange nicht präsent und kam erst nach seiner Kriegsgefangenschaft wieder zurück zur Familie. Dieter erinnert sich: „Das war damals eine richtige Sensation, da kam dann plötzlich ein Vater, den ich überhaupt nicht kannte.“ Als „Muttersöhnchen“ hat er sich daran erstmal gewöhnen müssen, insbesondere da sein Vater „sehr von seiner eigenen Berliner Erziehung und der Härte des Krieges“ geprägt gewesen war.

Nach der Grundschulzeit zog die Familie nach Deutschland, das für den Wiener Jungen Dieter wie „reines Ausland“ war. Im Deutschunterricht versagte er, weil er den rheinländischen Dialekt des Lehrers nicht verstand. Durch weitere zahlreiche Umzüge verlor er immer wieder Freunde und musste sich neu auf andere schulische Verhältnisse einstellen. Dieter schaffte es erst spät, ein guter Schüler zu werden. Mit 22 machte er in Ansbach das Abitur.

1965 zog Dieter zum Jura-Studium nach München. Jetzt endlich konnte er entfalten, was in ihm steckte. Er legte dort 1971 sein erstes juristisches Staatsexamen ab, anschließend zog es ihn nach Würzburg, wo er sein Referendariat begann. Noch während seiner Zeit als Referendar begann er mit dem Psychologie-Studium an der Julius-Maximilians-Universität Würzburg. Nach dem erfolgreichen zweiten juristischen Staatsexamen 1975 bestand Dieter 1976 die Diplom-Prüfung in Psychologie. Zusammen mit seinem guten Freund Edmund Hemmer (Gründer und Leiter des Juristischen Repetitoriums Hemmer) eröffnete er eine kleine Anwaltskanzlei in Würzburg. Doch bereits zu diesem Zeitpunkt war Dieter entschlossen, in Zukunft lieber mit Psychotherapie seinen Lebensunterhalt zu verdienen. Auf der Suche nach einer für ihn passenden Therapieform stolperte er schließlich über einen 1977 erschienenen Auszug aus Albert Ellis' Hauptwerk *Reason and Emotion in Psychotherapy* (Ellis, 1993, deutsche Erstauflage 1962). Er besuchte daraufhin einen zweitägigen RET-Workshop in Münster, gehalten vom Niederländer René Diekstra. Die REVT-Methode begeisterte Dieter so sehr, dass er beschloss, sich umfassender in REVT ausbilden zu lassen. Deshalb nahm er Kontakt zum New Yorker *Institute for Rational-Emotive Therapy* auf und erfuhr so von dem ersten *European Summer-Training-Program* 1979 mit Albert Ellis in der Schweiz, an dem er teilnahm. Ein Jahr später organisierte Dieter dann einen ersten REVT-Primary-Kurs zusammen mit Friedrich Försterling in Würzburg. Försterling hatte sich 1978 am *Institute for Rational-Emotive Therapy* ausbilden lassen und wurde in der Folge Psychologieprofessor, zuletzt an der Ludwig-Maximilians-Universität München.

Die durch das Summer-Training in der Schweiz begonnene eigene REVT-Ausbildung schloss Dieter dann 1981 erfolgreich mit dem Associate-Fellow-Status in Holland ab. Noch im selben Jahr gründete er sein „Institut für Rational Emotive Therapie". Ab 1982 hielt er zahlreiche Kurse in REVT, überwiegend in Würzburg, aber auch in Düsseldorf und anderen großen deutschen Städten ab. Zeitgleich hierzu begann er mit einer Ausbildung in München am Alfred-Adler-Institut. 1994 organisierte Dieter einen REVT-Primary-Kurs mit Raymond DiGiuseppe vom *Institute for Rational-Emotive Therapy,* der inzwischen bereits seit vielen Jahren auch als Psychologieprofessor an der St. John University in New York lehrt. Dieter lud ihn nach Würzburg ein. In diesem Rahmen wurde er gemeinsam mit seinem Freund Burkhard Hoellen als REVT-Supervisor des New Yorker Instituts anerkannt; Hoellen ist promovierter Psychologe und gilt mit seiner Praxis als Psychologischer Psychotherapeut und einer Reihe von Veröffentlichungen zur REVT als ein weiterer einflussreicher Vertreter der REVT in Deutschland.

Noch im selben Jahr, 1994, flog Dieter nach New York. Dort traf er sich mit Albert Ellis und besprach alles Weitere, um in Deutschland ein Tochterinstitut zu eröffnen. Im Zuge der Anerkennung durch Albert Ellis als offizielles *Affiliated Training Center* benannte Dieter sein bisher unter dem Namen *Institut für Rational-Emotive Therapie* laufendes Institut in *Deutsches Institut für Rational-Emotive und Kognitive Verhaltenstherapie (DIREKT)* um. Schon bald erweiterte sich der Kreis des Dozent*innenteams; einige davon, wie die Psychologischen Psychotherapeut*innen Petra Jacobi, Doris Maluck und Christof T. Eschenröder, blieben die ganzen 30 Jahre seither dabei. In den darauffolgenden Jahren veranstaltete Dieter neben den regulären REVT-Ausbildungskursen auch Kurse mit Albert Ellis in Deutschland. In dieser Zeit fanden zudem auf Initiative und mit wesentlicher Unterstützung von Dieter die ersten beiden *Deutschen Kongresse für Rational-Emotive und Kognitiv-Behaviorale Therapie* statt (1996 in Bad Salzschlirf, 2000 in Bad Gandersheim). Von 1990 bis 2020 war Dieter darüber hinaus Gründer, Förderer und Herausgeber der *Zeitschrift für Rational-Emotive und Kognitive Verhaltenstherapie (ZREKVT),* von der bis zum heutigen Zeitpunkt mehr als 30 Ausgaben mit zahlreichen Fachartikeln zu REVT und KVT erschienen sind.

1985 heiratete Dieter in zweiter Ehe Martina; eine erste Ehe war nur von kurzer Dauer gewesen. Es kamen die gemeinsame Tochter Franziska und vier Jahre später der gemeinsame Sohn Richard zur Welt. Die Beziehung zu Martina war immer sehr wertschätzend und auf Augenhöhe. Sie hatte zudem von Natur aus eine sehr pragmatische Art, die gut zur REVT passte, obwohl sie selbst darin nicht ausgebildet war. Wenn etwas „war, wie es war" suchte sie mit Vernunft konkrete Lösungen und Wege für einen bestmöglichen Umgang damit – Dieter hat da manches von ihr lernen können. Insbesondere nach Martinas plötzlichem Unfalltod 2019 hat er versucht, sich ihre vernünftige und von Akzeptanz geprägte Art zum Vorbild zu nehmen.

Dieter erzählt, dass er die REVT eigentlich bereits seit Beginn seiner eigenen REVT-Ausbildung für sich selbst anwendet – so wie es auch die Ausbildungsteilnehmer*innen am DIREKT machen, wenn sie eigene *Rationale Selbst-Analysen (RSAs)* z. B. für die Supervision erstellen. Von der Persönlichkeit her neigt Dieter dazu, sich zu ängstigen und zu sorgen. So berichtet er etwa von einer recht starken Redeangst zu Beginn seiner Karriere als REVT-Referent. Insbesondere als er anfänglich zu REVT-Kursen noch in anderen Städten unterwegs war, hat ihm die Angst davor, vergessen zu können, was er sagen will, besonders die Zeit in den Tagen unmittelbar vor dem Kurs „regelrecht verdorben", erinnert er sich. Er war daher froh, als bei den REVT-Kongressen damals die Hauptreden vor dem gesamten Plenum andere übernommen haben. Diese Ängste hat er mit der REVT-Methodik analysiert und bearbeitet. Bis heute bezeichnet Dieter sich als „kein Typ, der gerne große Reden hält", aber so ängstlich wie zu Beginn ist er längst nicht mehr. Die REVT hat über die Jahre hinweg Einzug in seinen Lebensstil gehalten und ist ihm inzwischen eine permanent zur Verfügung stehende Stütze im Umgang mit Schwierigkeiten. „Es ist nicht so, dass deswegen die Schwierigkeiten leichter werden, die man im Leben erfährt", das zu betonen ist ihm wichtig. „Aber sobald man es schafft, in solch schwierigen Lebenslagen die REVT heranzuziehen, lässt sich besser damit leben."

Als wirklich schwerwiegende Herausforderung benennt er in diesem Zusammenhang den Tod seiner geliebten Martina. Natürlich kam auch bei ihm der Punkt, wo er gemerkt hat, dass er „völlig fertig" war, aber dann sagte er sich: „Jetzt kennst du schon die REVT, also nutze sie auch!" Daraufhin hat er bei Spaziergängen begonnen, immer wieder nachzudenken, „was ist jetzt eigentlich das Fürchterliche daran – und ist es wirklich so fürchterlich?" Das half ihm, besser damit zurechtzukommen: „Man *muss* nicht nur damit leben, sondern man *kann* auch damit leben. Es ist zwar unangenehm, aber es lässt sich nicht ändern, und ich kann mich damit abfinden, sodass ich darunter nicht noch zusätzlich leide."

„Wie fühlst du dich bei dem Gedanken daran, dass du über so viele Jahre hinweg zahlreichen Menschen die REVT durch deine Bücher, im Rahmen von Psychotherapie und natürlich durch die Aus- und Weiterbildung nahegebracht hast?", will ich von Dieter wissen. Er habe sehr vielen Menschen eine sehr gute Methode gezeigt, antwortet Dieter, die nicht von ihm stamme, die sie aber sonst möglicherweise nie kennengelernt hätten. Und er glaubt fest, dass ein hoher Prozentsatz der Leute, die durch ihn mit der REVT vertraut wurden, damit für ihr ganzes Leben eine Methode gefunden haben, die für sie hilfreich ist. Dieter lacht, weil ihn das an Sokrates erinnert. Ja, das war fast so wie bei Sokrates: „Der hat zwar keine REVT gemacht, aber im Prinzip ansonsten eigentlich das Gleiche. Er war ein vernunftgeprägter Mensch, die Leute haben sich vor ihn hingesetzt und ihm zugehört, wenn er doziert hat, wie man es am besten macht im Leben."

Eigentlich sei man ja auch wirklich als Therapeut – und als REVT-Therapeut ganz besonders – quasi jemand, der das tut, was im Altertum Menschen wie Sokrates getan haben: so etwas wie ein „Weiser", weil die Leute nicht wissen, wie sie mit ihren emotionalen Problemen umgehen sollen. Und mit der REVT vermittelt man ihnen da sehr rasch extrem gutes Handwerkszeug.

Was er sich für die Zukunft wünscht? Dass die REVT weiterhin bekannt bleibt und vor allem, dass sie weiterhin praktiziert wird. Dabei ist ihm durchaus bewusst, dass es sicherlich unter Therapeut*innen und Berater*innen vernünftige Leute gibt, die zwar „REVT-mäßig denken" und auch so arbeiten, sich der Übereinstimmung aber gar nicht bewusst sind. Doch ob nun durch solch „vernünftige Leute" oder explizite REVT-Therapeut*innen – je früher vor allem auch junge Menschen so etwas wie REVT als Mittel an die Hand kriegen, umso besser ist das. Denn Dieter ist sich sicher: Wenn man einmal mit REVT bekanntgemacht wurde, dann denkt man auch so: Dann geht diese Denkweise nicht mehr aus dem Kopf und wenn es irgendwelche Unannehmlichkeiten im Leben gibt, erinnert man sich. Man beginnt, sich das Leben nicht selbst unnötig schwer zu machen. Ereignisse, für die man nichts kann und die sich doch nicht verhindern lassen, sind zwar gar nicht schön, aber es ist, wie es ist, und man kann lernen, damit zu leben. Und damit lebt es sich dann jedenfalls etwas besser.

Literatur

Ellis, A. (1993). *Die rational-emotive Therapie: Das innere Selbstgespräch bei seelischen Problemen und seine Veränderung* (5., stark erw. Neuausg.). München: J. Pfeiffer.

Spitzer, N. (2011). Kriminologie, Etiketten und das erste europäische „Summer Training" 1979. Ein Interview mit Dieter Schwartz zur Geschichte der REVT in Deutschland. Teil 1. *Zeitschrift für Rational-Emotive & Kognitive Verhaltenstherapie, 22,* 38–51.

Spitzer, N. (2012). Ray DiGiuseppes Nickerchen – Ein Interview mit Dieter Schwartz zur Geschichte der REVT in Deutschland. Teil 2. *Zeitschrift für Rational-Emotive & Kognitive Verhaltenstherapie, 23,* 47–56.

Die Autor*innen

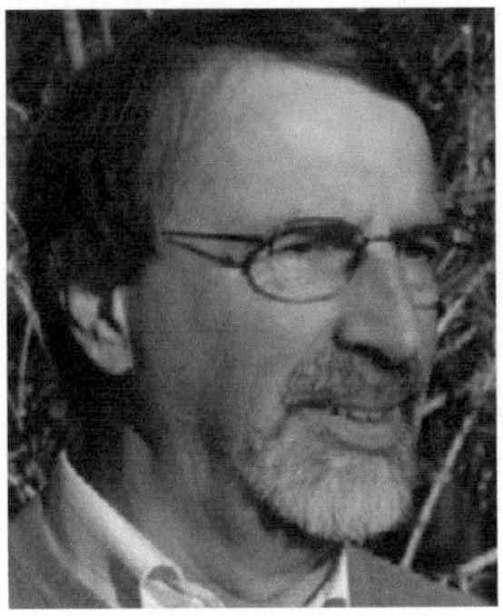

Christof T. Eschenröder
Diplom-Psychologe; Psychologischer Psychotherapeut mit Schwerpunkt Verhaltenstherapie, aber auch mit EMDR und Klopfmethoden in eigener Praxis in Bremen; er ist zudem als Supervisor tätig. Bekannter Buchautor und langjähriger Dozent am DIREKT-Institut.

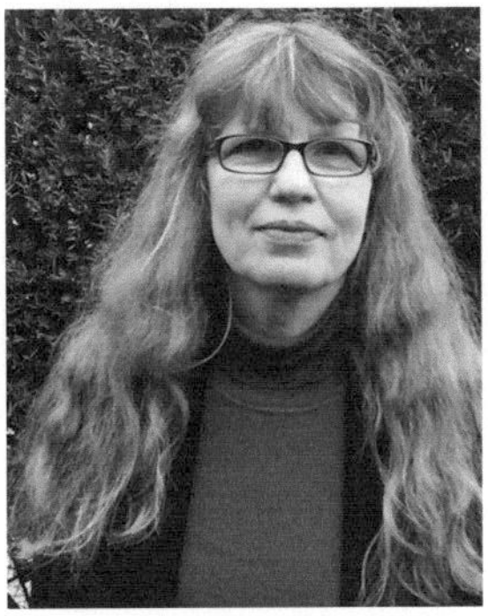

Petra Grüne
Promovierte Diplom-Psychologin; als Psychotherapeutin sowie insbesondere als Trainerin und Coach in der Personalentwicklung in großen Handelsunternehmen sowie am Berufskolleg tätig. Sie hat während des Psychologiestudiums in Münster die REVT schätzen gelernt. Seitdem ist sie mit ihr in jeder beruflichen und privaten Phase verbunden. Ihre Ausbildung als REVT-Trainerin erhielt sie bei DIREKT und bei Albert Ellis an dessen New Yorker Institut, wo sie als Associate Fellow abschloss. Seit 20 Jahren ist sie Dozentin am DIREKT Institut.

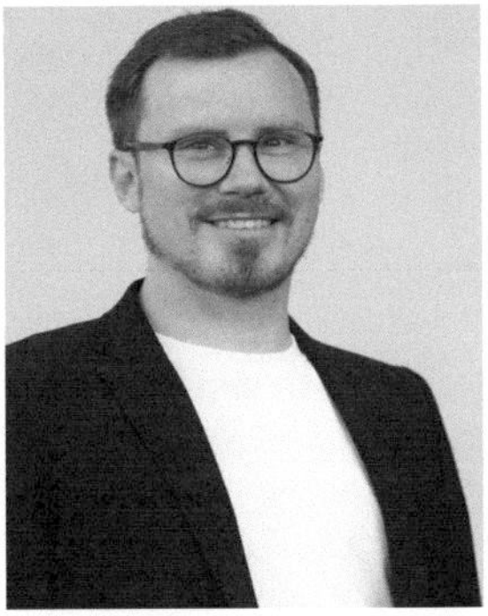

Daniel Kilian
B.A, M.A. Sozialpädagoge, Promotion am Lehrstuhl für Sonderpädagogik bei Verhaltensstörungen der Universität Würzburg. Koordinator des Krisennetzwerks Unterfranken bei der Psychiatrie und Suchthilfekoordination Bezirk Unterfranken sowie u. a. Lehrbeauftragter der Technischen Hochschule Würzburg-Schweinfurt und bei DIREKT.

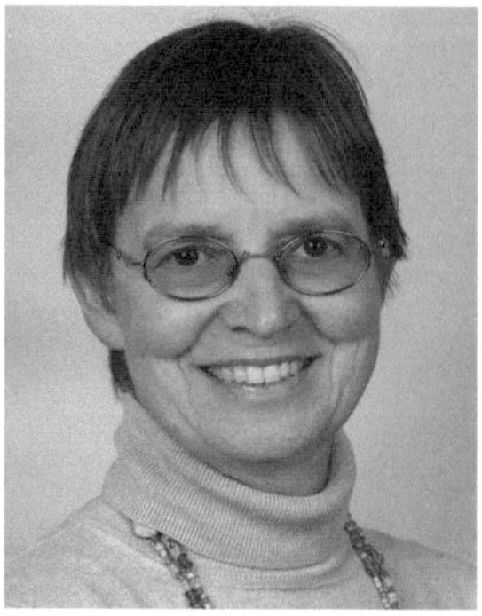

Ursula Richter
Diplom-Sozialpädagogin (BA), stellvertretende Schulleiterin einer katholischen Fachschule für Jugend- und Heimerziehung, selbstständige Tätigkeiten in Einzel- und Gruppenberatung und Fortbildung, Rational-Emotive Verhaltenstherapeutin (DIREKT), Ausbildung im Pädagogischen Rollenspiel (APR) bei Hans Georgi, Köln.

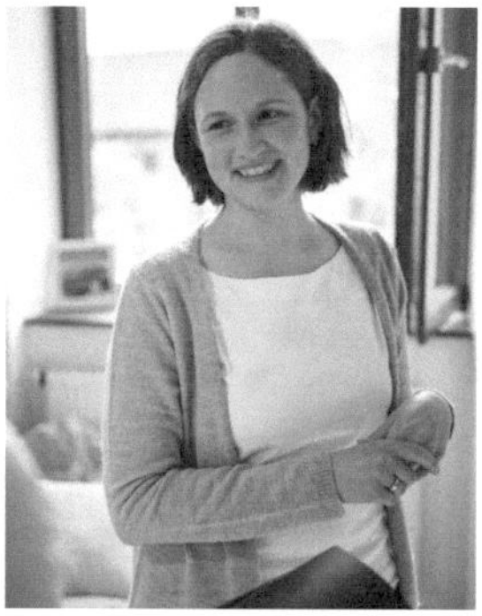

Johanna Schmid
Diplom-Psychologin; Weiterbildung als Kinder- und Jugendlichenpsychotherapeutin im Fachgebiet Verhaltenstherapie am Zentrum für Psychotherapie (SZVT), Stuttgart; Weiterbildung in Rational-Emotiver Verhaltenstherapie am DIREKT; eigene Psychotherapiepraxis in Schorndorf.

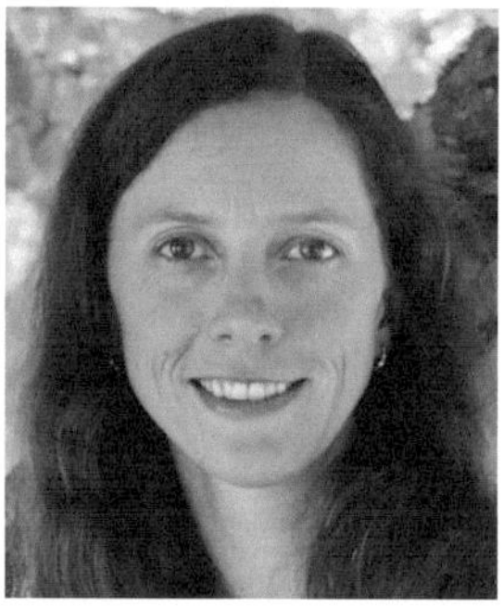

Franziska Veronika Schwartz
Approbierte Kinder- und Jugendlichenpsychotherapeutin mit Schwerpunkt Verhaltenstherapie für Einzel- und Gruppentherapie, Staatlich anerkannte Sozialpädagogin (B.A.), Ausbildung in Rational-Emotiver und kognitiver Verhaltenstherapie am DIREKT und am Albert Ellis Institute/New York mit Abschluss als Associate Fellow. Ausbildungsleitung, Dozentin und Supervisorin bei DIREKT, Supervisorin und Lehrpraxis für das IVS Nürnberg, eigene Psychotherapiepraxis in Kist bei Würzburg.

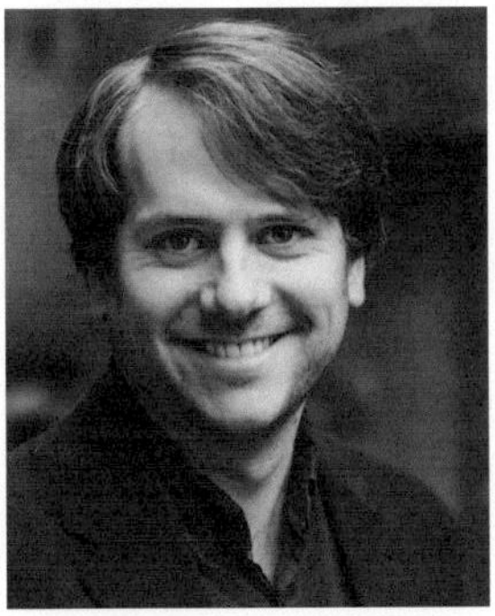

Richard Friedrich Schwartz

M.A., Philosophiestudium an der Julians-Maximilians-Universität in Würzburg. Musik- und Kompositionsstudium an der HMT München und HfMT Köln. REVT-Ausbildung und Mitarbeit am DIREKT.

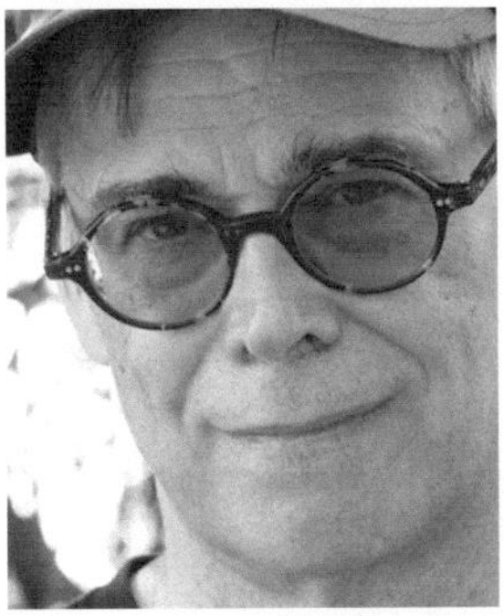

Nils Spitzer

Psychologischer Psychotherapeut mit eigener Praxis in Berlin; MA in Soziologie und Literaturwissenschaft. Mitherausgeber der *Zeitschrift für Rational-Emotive & Kognitive Verhaltenstherapie,* Autor von Büchern und Fachartikeln, Dozent in Psychotherapieausbildungen wie auf Fachkongressen; Dozent am DIREKT-Institut.

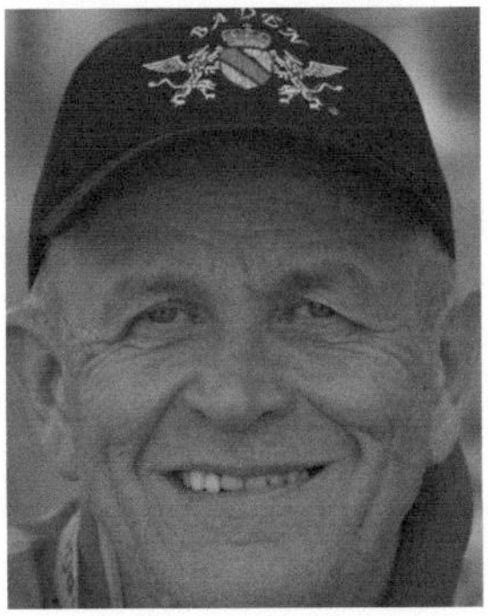

Hans-Arved Willberg

Theologe, Philosoph und promovierter Sozial- und Verhaltenswissenschaftler; REVT-Praktiker und -theoretiker in Seelsorge, psychologischer Beratung, Coaching und Seelsorgeausbildung; Wissenschaftlicher Mitarbeiter am internationalen *Forschungsinstitut für Spiritualität und Gesundheit* (FISG); Autor etlicher Monografien; in REVT bei DIREKT ausgebildet und dort Dozent.